有名歯科医が教える!

わが子を美男&美女にする歯とあごの育て方

黒瀬基尋　参方善さくら会
さくら歯科 理事長

ブックマン社

はじめに

親は子どもの幸せを願うもの！　生まれたばかりのわが子を前にした親がまず思うのは、すくすくと健康に育ってほしいということでしょう。そして、できるなら、賢くて、まわりの人から愛される人間になってほしいと思います。それこそ、ひとりの人間が現代社会で生きていくうえで欠かせないことだとわかっているからです。

なかでも健康はなにより大切です。人は健康であってこそ、毎日をいきいきと暮らしていけるものです。病気がちではどうしても気持ちが落ち込み、積極的にはなれませんから、それは当然のことでしょう。そして、毎日をいきいきと過ごせるかどうかは、その子の人格形成にも大きな影響を与えます。

健康で、いきいきと過ごしている子は、成長するとともに顔立ちもきりっと整ってくることが多く、そういう子のほうが周囲の人に好印象を与えがちです。内面が大切であるのはもちろんですが、外見の印象も多少は気にするべきかもしれません。まわりの人に好印象を抱いてもらえるほうが、その気持ちは子ども本人にもフィードバックして、その子に自信を与えると同時に向上心を育み、大きく成長させる力になっていくからです。

「人間、顔じゃない」などといいますが、残念ながら「人の第一印象は顔で決まる」と思い込んでいる、偏見に満ちた人が多くいるのもまた現実です。

本来あってはならないことですし、改めるべきと思いますが、多くの人は、すっきりと整った顔立ちの持ち主に好感をもちがちです。また、ひとりひとりの子どもにとって、「かわいいね」「賢そうだね」と、周囲の人から声をかけられることも、人間形成のうえでとても大切なことです。だからこそ、親はわが子の健康とともに、世間一般でいうところの「美男」、「美女」に育ってほしいとも願うのでしょう。

では、わが子を「かわいいね」「賢そうだね」といわれるような子に育てるにはどうしたらいいのでしょうか。

私は、子どもが小さいうちから〝口の健康を守ってあげること〟が、子どもの明るい未来を築く第一歩だと思っています。それが、子どもの健康ばかりではなく、容貌や知性にも大きな影響を与えるからです。

私は愛知県春日井市を中心に歯科医院を運営していますが、つねづね残念に思っていることがあります。それは、まだまだ子どもの成長にとって、〝口の健康〟がいかに大切かを知らない人が多いということです。

「うちの子はまだ小さいし、もし虫歯ができても、痛がるようになるまでは歯医者に行かなくても大丈夫だよね」とか、「この子、歯並びが悪いけど、永久歯に生え変わったら治るかもしれないし……」といって、ほったらかしにしている親が少なくありません。

しかし、小さいころに歯並びが悪かった子どもは、思春期になっても歯並びが悪いままというケースが少なくありません。そして、小さいうちは気にしなかった子も思春期が近づくにつれて気にするようになります。

そうした体験は子どもの成長にとって大きなマイナスです。また、口の健康が損なわれると、その子に数々の病気を引き起こしますし、子どもの脳の発達にも影響を与えることもわかってきています。それだけに、口の健康に気をつかってあげることが大切なのです。

逆にいうと、**「親には、わが子を健康的で頭のいい、誰から見ても魅力的な人間に育てる責任がある。それが、子どもの将来を決定することになりかねない」**ということです。

たとえば、歯並びなんて大人になってから矯正すればいいなんて、軽く考えないでいただきたいと思います。大人になってから治療をすると、経済的にも時間的にも大きな負担がかかります。またそれ以上に、大人になってからでは、取り戻せないことがあまりにも多いのです。

祖父も歯科医師だった私が、愛知県の春日井市に「さくら歯科」を開業したのは２００５年のことです。今では、３つの分院（たんぽぽ歯科・ありす歯科・きらり歯科）も展開していますが、患者さんの半数ぐらいはお子さんです。そのお子さんたちができるだけ怖がらないよう、痛みのない治療をめざしています。

たとえば、小児矯正では「顎顔面《がくがんめん》矯正《きょうせい》」という比較的新しい治療も行っています。これは口の開け方と舌の位置を調整し、あごや顔の骨の正しい発育を促す矯正法で、歯並びだけでなく顔つきの変化も期待できます。小学校低学年までしかできない方法ですが、行われた方にはたいへん喜んでいただけていると思います。

また、虫歯や歯周病については、原因菌に合わせた根本的な予防治療も手がけており、その一環として、口の中のトラブルを包括的に診断するための「歯科の総合検診」を行っています。口臭検査・細菌検査・唾液検査を実施し、その結果に基づいて衛生士がカウンセリングをしたうえで、検査で特定した原因菌の種類に合わせた治療や処置を提案するというものです。

その一方で、力を入れているのが予防歯科です。たとえば、日常の歯磨きの指導などは、着実に虫歯予防や歯周病予防の効果を上げていると感じています。

歯科医院を経営している私が言うのもおかしな話ですが、そもそも日頃から気をつけていれば、歯医者に通って怖い思いをしたり、お金をかけたりする必要もありません。それは虫歯や歯周病ももちろんですが、歯並びにも言えることです。

開業当時は虫歯や歯周病の患者さんが多かったのですが、現在では口腔内の状態のいい人が増えてきました。それだけ予防歯科に関する患者さんの意識が高くなってきたのだと思います。しかし、歯並びに関してはまだまだです。

繰り返しになりますが、**まだまだ「歯並びなんて大人になってから矯正すればいい」と思っている人が少なくないようです。**そのことに気づいてほしいと思ったのが、本書を書くきっかけです。

本書では、子どもの明るい未来をつくるために親が気をつけるべきことを中心に解説したいと思います。別に歯医者に診てもらう必要はありません。自宅でちょっと気をつけてあげればいいことばかりです。**数年後、成長していくお子さんに悲しい思いをさせないために、今、あなたがしてあげられることがあるのです。**

医療法人参方善さくら会　さくら歯科理事長　黒瀬基尋

第1章 子どもの未来は歯で決まる

第2章

子ども時代に決まる健康寿命

第3章

急増する子どもたちの歯並び異常

第4章 わが子の歯並びを美しくする11のテクニック

第5章 今日から始めたい口輪筋ストレッチ

巻末Q&A 歯科医が行う歯の矯正について

第1章

子どもの未来は歯で決まる

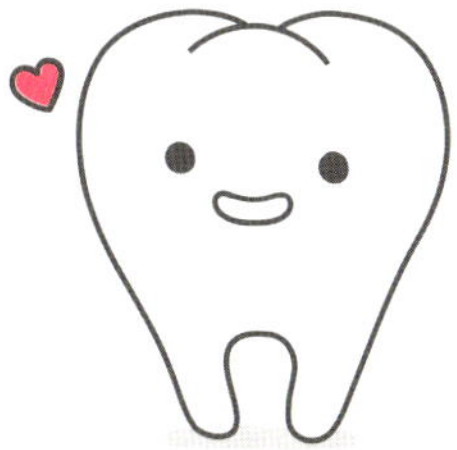

〝しっかりと生きる力〟をつけてあげるのは親の責任

よく、「子ども時代は大人になるための大切な準備期間だ」といわれますし、事実、成長するにつれて、自分の人生にしっかりと責任をもつことが求められるようになります。

でも、子どもは自然にきちんとした大人になるわけではありません。しっかりと生きる力をつけて自分に責任をもてる大人になれるかどうかは、その子自身の責任もさることながら、その子を育てていく親に、より大きな責任があるといってもいいでしょう。

子どもを育てるうえで、まず**なにより重要なのは〝からだの健康〟であることはいうまでもない**でしょう。

すべては健康であってこそ！

小さいうちからバランスのとれた食事を与えて、病気に負けない健康な体をつくってあげることが大切です。

しかしそれだけではいけません。**健康な子に育てると同時に〝こころの健康〟に気を配ること**

も必要となってきます。

現代社会はなにかにつけてストレスの多い時代ですが、それは大人だけの問題ではなく、子どもの世界も同様です。

授業についていけないという悩みや、友だちができないとか、いじめの問題、さらには容姿に対するコンプレックスなど、実にさまざまなストレスを抱えています。

なかでもたいへんなのがいじめの問題です。しばしばニュースで報じられるように、いじめに端を発した自殺という悲劇まで引き起こしています。

厚生労働省の資料で15～19歳では自殺が死因の1位、10～14歳では2位となっていることを考えると、決して見逃せない深刻な問題だといえるでしょう。

もちろん、いじめる側に大きな問題があること

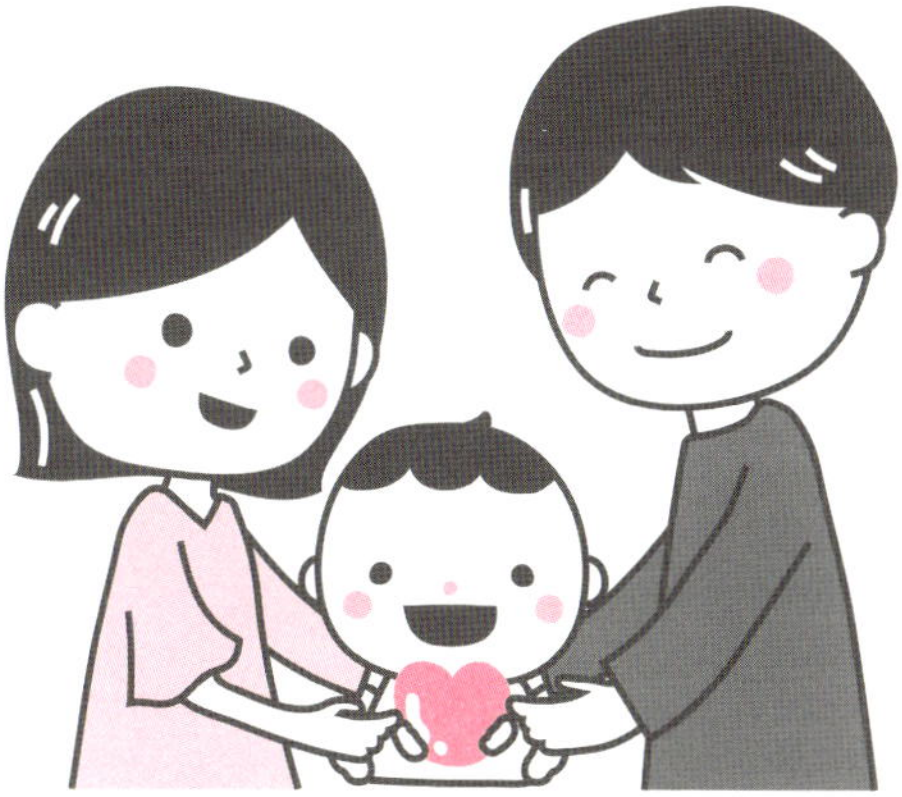

子どもを育てるうえで大切なのは

“からだの健康”と“こころの健康”

はいうまでもありません。しかし、子どもの世界では、いじめる側にいた子がいじめられるようになることも少なくないとされています。

そういう意味では、社会全体がいじめをなくすために努力を惜しまないようにするのと同時に、親はわが子を〝いじめをしない人間〟〝いじめに負けない人間〟に育てていかなければなりません。

また、いじめほど深刻な問題ではないとしても、子どもたちは、前述したように「友だちとうまくいかない」「授業がよくわからない」「先生と合わない」など、彼らなりの悩みをたくさん抱えているものです。

それらを乗り越えてはじめて成長したということなのかもしれませんが、大人にとってはささいなことでも、子どもたちにとっては、想像以上につらい思いなのです。

だからこそ私は、子どもたちの〝からだの健康〟とともに、〝こころの健康〟を保ってあげるべきだと考えています。子どもたちが成長していく過程において、つらいことやちょっとしたつまずきは起きるものです。それを乗り越えるには〝こころ〟が健康であることが必要です。また、それが〝しっかり生きること〟を子どもたちに教えることにつながっていくのだと思っているのです。

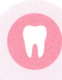

たかが歯並びというなかれ！

では、しっかり生きるための〝からだの健康〟と〝こころの健康〟はどうやって保てばいいのでしょうか。

その答えのひとつが、〝子どものうちから、口のケアに気を配ってあげる〟ということです。**実は、口のケアが、健康はもちろん、その子の顔立ちにも、学校の成績にも、とても深く関係しています。最終的にはその子の人生を決定づけることにもなりかねないほどです。**ところが、口のケアの大切さに気づいている人があまりにも少ないのです。

私の歯科医院にいらっしゃる多くの患者さんを見ていて感じることですが、たとえば、わが子の歯並びが多少悪くても、「自分もそうだった。遺伝だから仕方がない」という人も少なくありません。

確かに従来、歯並びには遺伝的な要素が大きいとされていましたし、多くの人は「たかが歯並び」と思っていらっしゃるのかもしれません。

しかし、歯科医の立場からすれば、「それじゃ、親としてあまりにも無責任ですよ」といいたくなります。歯並びが悪いことで起きるデメリットがあまりにも多くあるからです。

歯並びひとつで人の顔の印象は大きく変わるものです。そして歯並びが悪いことで、心ない友だちからいじめられたり、からかわれたりするきっかけになるかもしれません。

外見で他人をからかうような子どもに育てた親にも問題がありますが、大人の感覚では、そんなことはたいした問題じゃないと思うかもしれません。

でも、成長過程にある子どもにとっては大問題です。友だちの何気ないひと言で引っ込み思案になったり、なにごとにも消極的になってしまう子もいます。

まだまだ精神的な発達の過程にある子どもにとっては、それを乗り越えるのはたいへんなことです。ときには、精神的なダメージを乗り越えられないまま、その子の一生が決定づけられることにもなりかねません。

親ならば、わが子をそんなリスクから守ってやりたいと思うのは当然のことですし、そのための努力をすべきでしょう。

中身も大事だけど、歯並びも大事

「人は見た目じゃなくて中身だよ」という人もいます。もちろん、それは正論でしょう。でも、たいへんに残念なことだとは思うのですが、〝見た目〟で決めつける心ない大人が多いのも現実です。そのような社会は変えてゆくべきだと思いますが、**現在の人間社会では第一印象がモノをいうことが多いのが現実のようです。**

たとえば、整った顔立ちの人は周囲の人に清潔感を与えて、あっという間に好感をもってもらえるし、信頼もしてもらえることが多い印象です。そしてそんな人のほうが、自分に自信をもって、前向きに生きていきやすいのではないのでしょうか。

一方、**本来あってはならないことですが、どんなに素敵な内面的魅力をもっていても、第一印象が悪いと信頼を勝ち得るまでに、いろいろと努力する必要があるでしょう。**

どちらがベターかはいうまでもありませんし、わが子にそんな苦労をさせたいと思う親などはいないでしょう。

だからこそ、子どもが小さなうちから歯並びに気をつけてあげることが大切なのです。

親のちょっとした気づかいで、子どもの歯並びをきれいにしてあげることは可能です。

「歯並びは、歯科医に行って治すもの」と思っている人が多いようですが、わざわざお金と時間をかけ、ときにはわが子に痛い思いをさせてまで治す必要はありません。

自宅で、お父さん、お母さんがやれることは、歯磨きの指導をはじめ、いくらでもあります。

小さなうちから気をつけてあげて、適切に対処してあげれば、歯並びはどんどん改善され、それがわが子を、健康な美男美女に育てる第一歩となるのです。

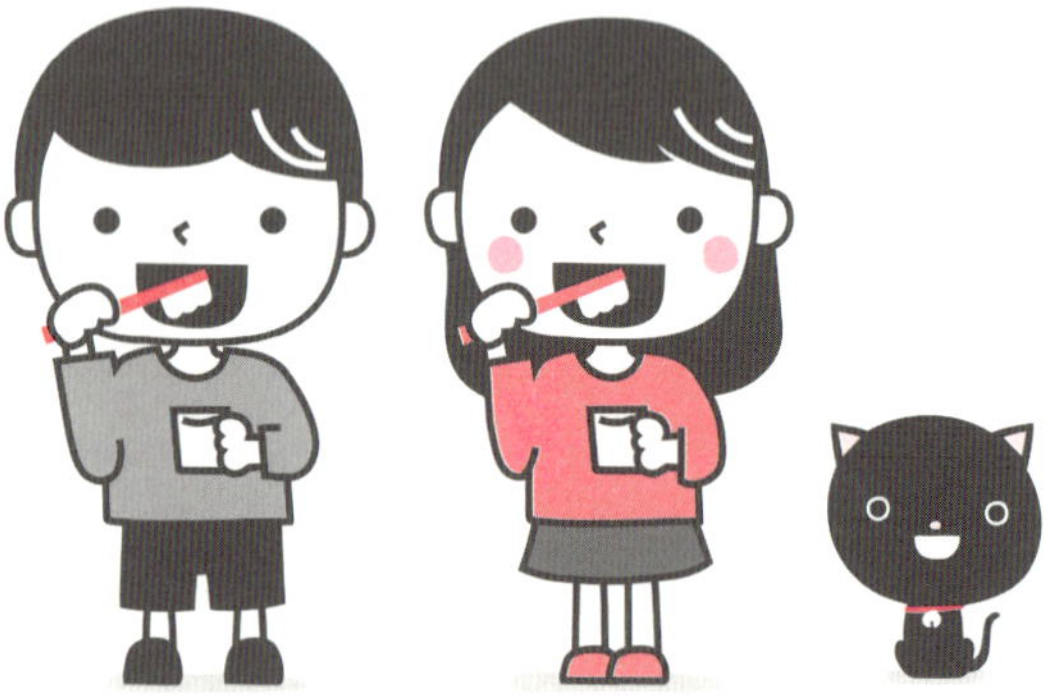

子どもの明るい未来をつくる第一歩は、お父さん、お母さんによる

“歯磨き指導” から始まります

人の顔は小学生のうちにつくられる！

それにしても、人の顔立ちは、成長するにしたがって驚くほど変化していくものです。オーストリアの動物行動学者コンラート・ローレンツ（1903〜1989年）は、赤ちゃんの顔の特徴を次のように挙げ、「ベビースキーマ」（幼児図式）と名づけました。

広い額、幅の広い顔、平坦な顔、大きな目、浅い彫り、小さな鼻、幅の広い鼻、小さな上あご、小さな下あご、小さな歯、短い手足……。

こうした特徴は、人間ばかりではなく動物全般に共通していますが、それはすべて、大人の庇護がないと生きていけない赤ちゃんたちに自然に備わったものです。**大人たちに〝かわいい〟と感じさせることで、自分の存在を守ってもらう必要があるからです。**

しかし、いつまでもそのままでいるわけではありません。成長するにつれ、子どもの顔はどんどん変化していき、徐々に個性に満ちたものとなっていきます。

人の顔は、生まれてから小学生ぐらいまでの間につくられるといわれていますが、その変化は、遺伝的な要素もさることながら、外的な要因にも大きく左右されます。

たとえば、愛情深い親に育てられた子は、穏やかで落ち着いた表情になっていきますが、親の愛情が不足していると、どうしても落ち着きがなかったり、攻撃的な表情を見せるような子になってしまうでしょう。

そして、それが子どもたちの将来を大きく左右することにもなるのです。

穏やかで落ち着いた顔立ちの子は周囲の人たちからかわいがられますから、素直にすくすくと育っていくでしょう。一方、そうでない子は、なかなか周囲の人に受け入れてもらえないかもしれません。

それはそのまま、この子が自信をもって生きていけるか、それとも人の目を気にしながら生

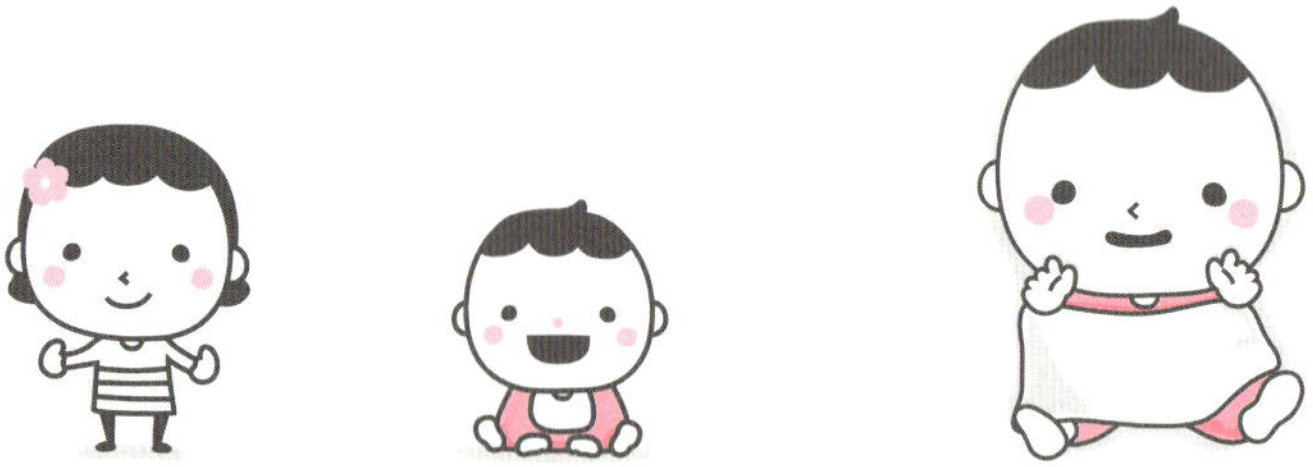

赤ちゃんがかわいいのは
自分の存在を守ってもらうため！

きていくかにもつながっていきます。

そういう意味では、**わが子を賢くて心身ともにすこやかな美男美女に育てたいと思ったら、小さいうちからいい環境を整えてあげることが必要だということになりますが、精神的な面ばかりではなく、口の健康……その中でも歯の健康には注意が必要です。**

そこで、ここからは、口の健康がいかに大切かを、いっしょに学んでいくことにしましょう。

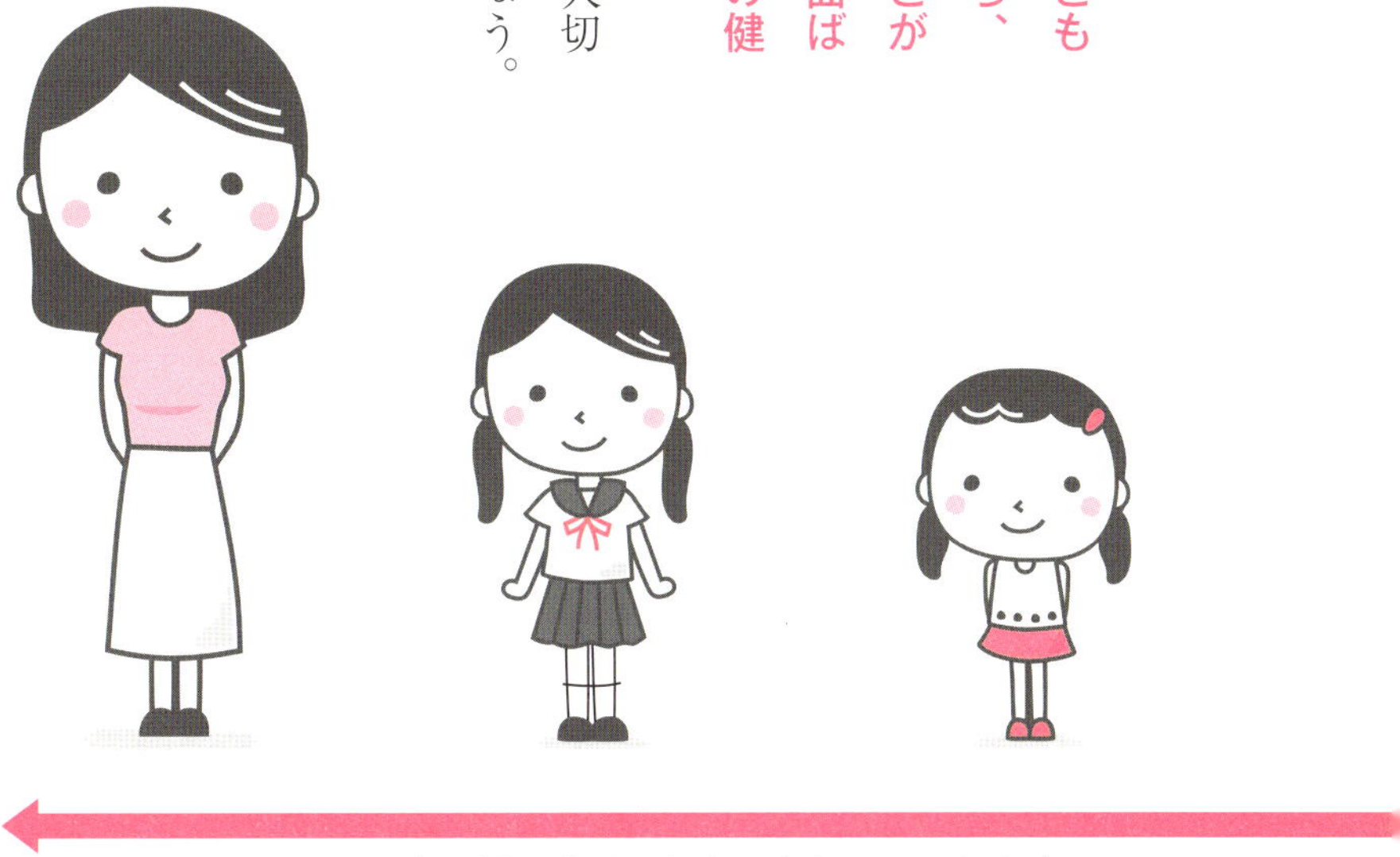

人の顔は成長とともに変わっていきます

指しゃぶりが歯並びを悪くする

赤ちゃんが指をしゃぶる姿は、微笑ましくかわいいものですが、実は、お母さんのお腹にいる胎生期に、すでに指しゃぶりをしています。生まれてすぐにお母さんのおっぱいを吸うための準備をしているのでしょう。

そして生まれてきても、眠くなったり、さびしくなったりすると、指しゃぶりをします。お母さんのおっぱいを吸う代償行為として、自分の指をしゃぶるのだと考えられています。もちろん、それは自然なことで、まったく問題のない行為です。まだ乳歯しか生えていない3歳くらいまでの指しゃぶりであれば、まったく心配する必要はありません。

しかし、**5歳を過ぎても指しゃぶりが続くと問題です。あごの骨格の形成に悪影響を及ぼしてしまうからです。**たかが指しゃぶりと思われるかもしれませんが、実は、指しゃぶりをすると歯やあごには非常に強い力が加わります。その結果、口の中の形が変形してしまい、歯の成長に不都合が生じてしまうのです。

特に乳歯から永久歯に生え変わる時期に指しゃぶりをしていると、歯並びが悪くなり、隙間ができてしまうことがあります。その症状は、「開咬《かいこう》」（オープンバイト）と呼ばれ、不正咬合のひとつとされていますが、見た目が悪いだけではなく、歯のかみ合わせがうまくいかないために、将来的に歯を失う原因となってしまいます。

前歯がきちんとかみ合うことは、食べ物を上手にかみ、食べるためにとても大切なことですが、その他にもあごにかかる力を分散させる働きがあり、奥歯に過剰な負荷がかからないようにしています。ところが開咬症の人は、それがうまくいかないために、徐々に奥歯を痛めてしまうのです。

実際、開咬症の人の歯並びを診察すると、歯を失っていたり、詰め物や被せ物をしたりしているケースが非常に多いのが現状です。また、指しゃぶりによる口の変形によって、呼吸、発音、飲み込みなどに問題が生じることも報告されています。

それだけに指しゃぶりはあなどってはいけない問題であり、4歳ぐらいになったら、子どもに指しゃぶりをしないよう注意して、それでもなかなかやめられないようなら、適切に対処してあげる必要があります。

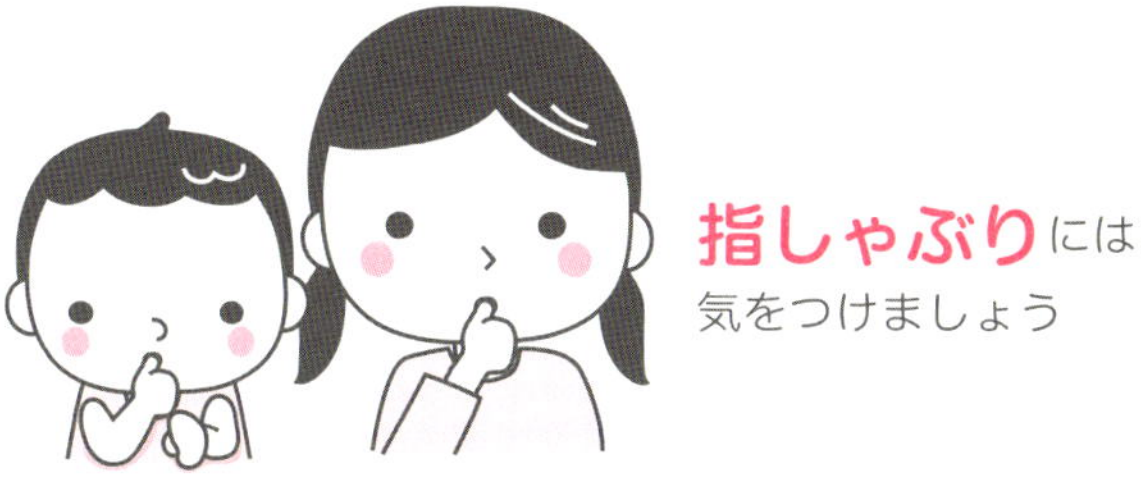

●子どもの将来のために開咬には要注意！

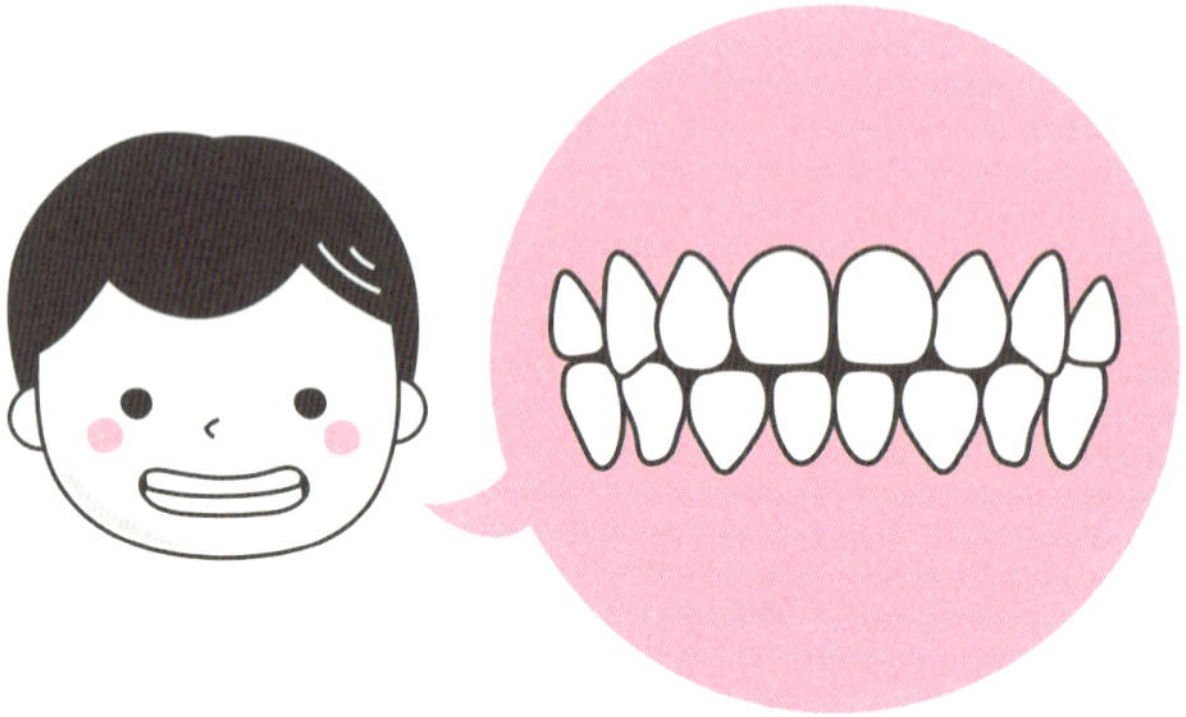

正常な子どもの歯並び

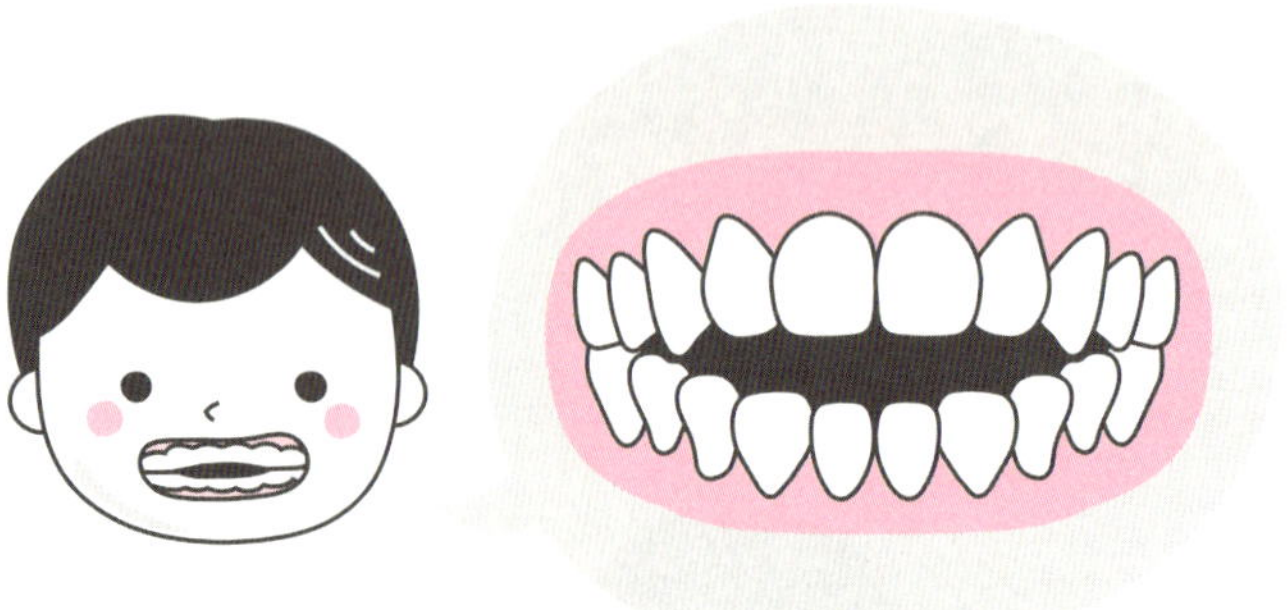

開咬になった子どもの歯並び

哺乳瓶の長期使用は要注意！

授乳期の赤ちゃんの舌は、母乳を飲むとき、前に突き出すような動きをしていますが、離乳食を摂るようになると、食べ物を喉の奥へ送り込む動きを自然に覚えていくものです。しかし、いつまでも母乳を与えたり、哺乳瓶を使ったりしていると、舌を前に出す動きがくせとして残ってしまい、前歯が生えてきたときに、舌でその歯を前に押しやって歯並びを悪くしてしまいます。

また、**哺乳瓶の長期使用は歯並びを悪くするばかりではなく、虫歯の要因になるとされています。**哺乳瓶を使うと、どうしても飲む時間が長くなります。

たとえば母乳やミルクにも糖分が含まれていますし、特にジュースなどを哺乳瓶で飲ませていると、**口の中は糖分の多い状態が長時間続くので〝虫歯菌の温床〟となり、虫歯が進行することになって、それがまた歯並びを悪くする原因となってしまいます。**

そんな堂々巡りを断ち切るためにも、哺乳瓶の長期使用は避けなければならないのです。

歯並びの悪さが引き起こす口呼吸のデメリット

歯並びが悪いと上の歯と下の歯がしっかりかみ合わず、隙間が空いてしまい、自然と口も開くので口呼吸をするようになるので、それが見た印象を悪くする大きな要因のひとつにまでなってしまいます。

ここまで何度も繰り返してきましたが、歯並びがその子の将来に大きな影響を与えます。だからこそ私は、「たかが歯並びというなかれ！」と声を大にしているのです。

わが子を賢く、整った歯並びにし、ひいては自信をもって前向きに生きる力をつけてあげるのは、まさに親の責任といってもいいのではないでしょうか。

口呼吸については、口をポカンと開けている姿は見た目が悪いばかりではなく、実は健康にも大きな影響があることを知っておいてほしいと思います。

そもそも、**口呼吸がくせになっている子どもの歯を調べると、歯並びが悪いケースがほとんどです。**歯並びがガタガタだと上の歯と下の歯がしっかりかみ合わず隙間が空いてしまいます。そ

●口呼吸と鼻呼吸で表情はこんなに変わる！

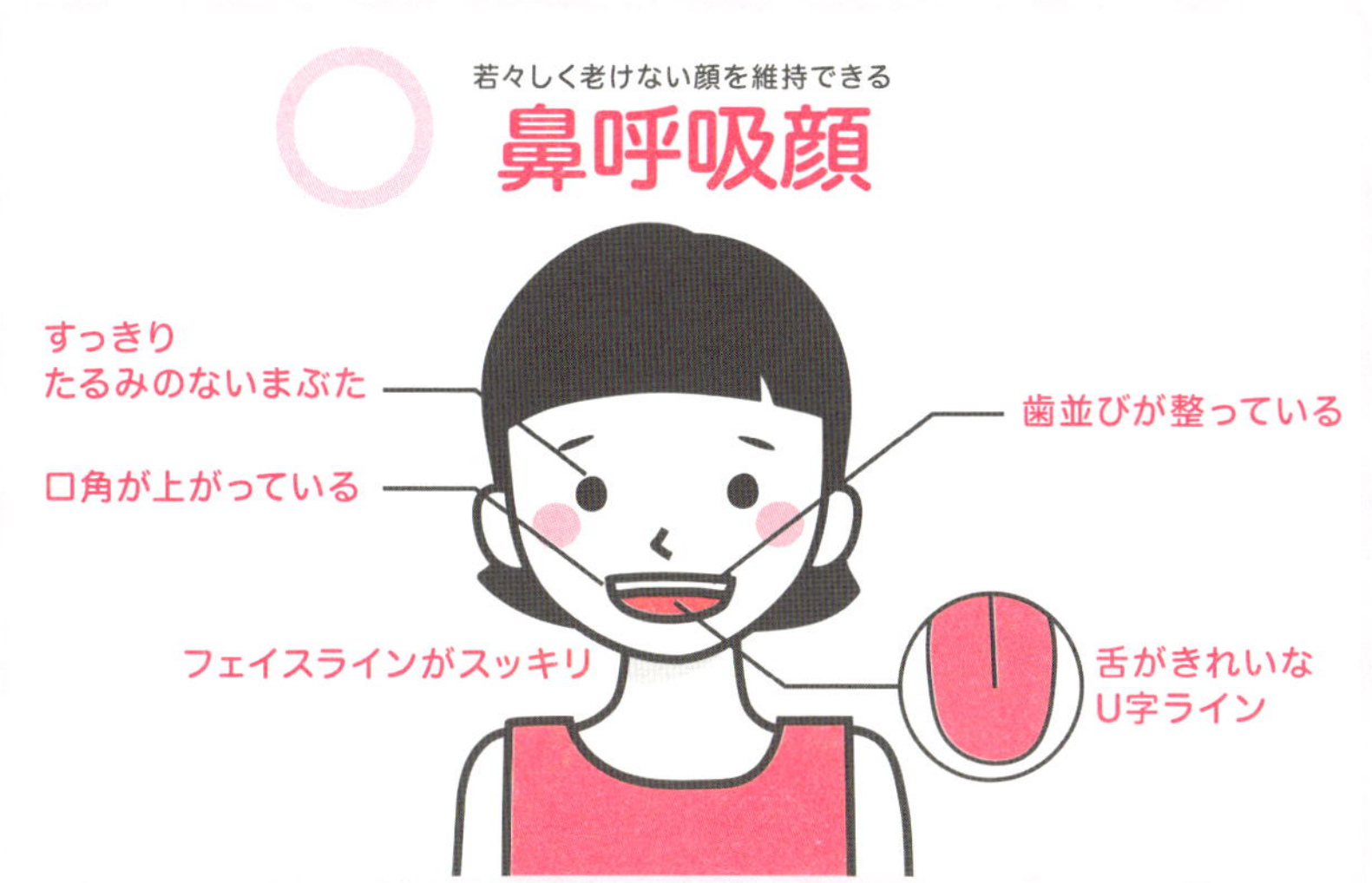
若々しく老けない顔を維持できる
鼻呼吸顔
すっきり
たるみのないまぶた
口角が上がっている
歯並びが整っている
フェイスラインがスッキリ
舌がきれいな
U字ライン

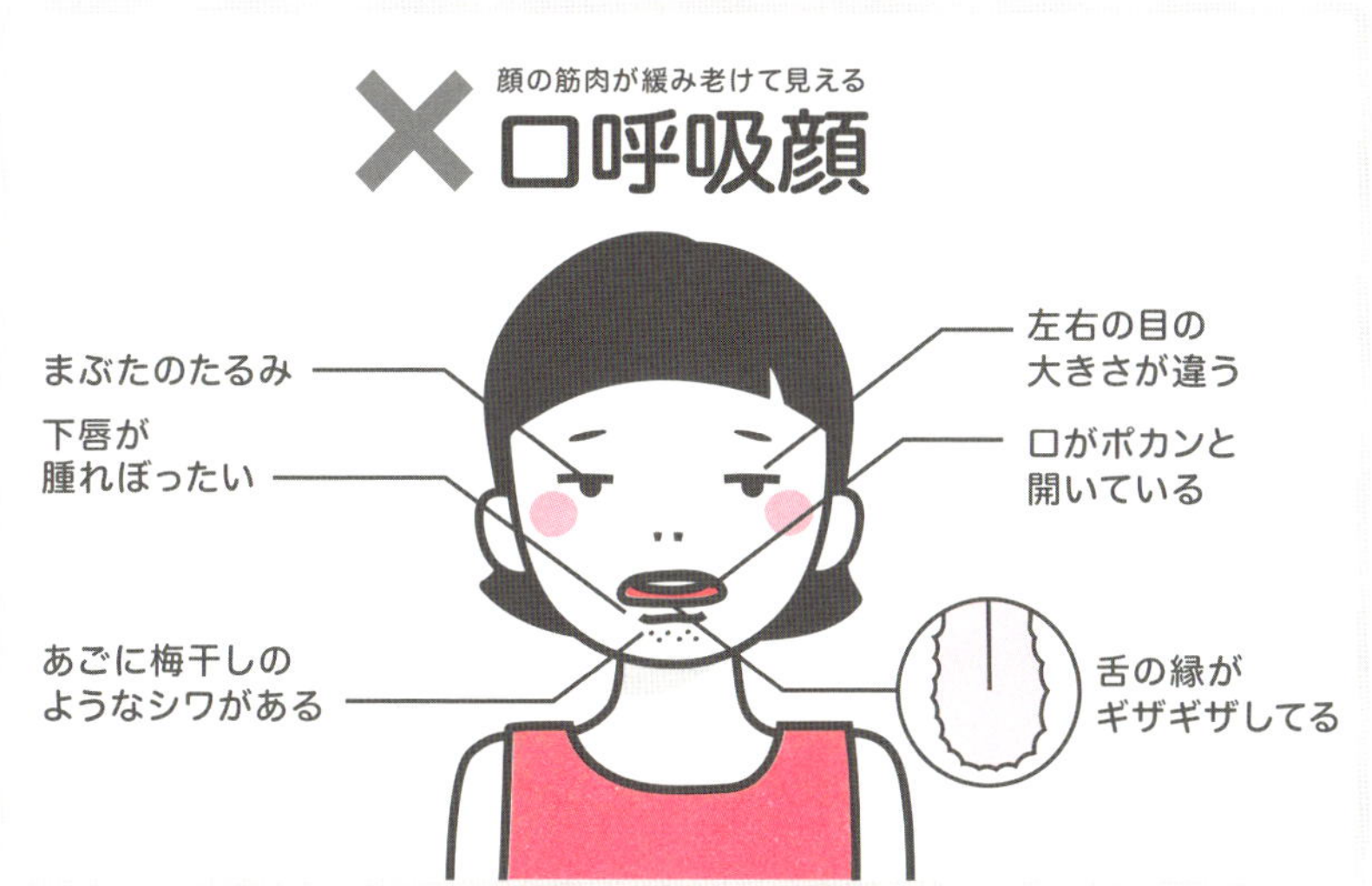

のため、自然と口が開いて、口呼吸になってしまうのです。

さらに**いつも口をポカンと開けているうちに、口を閉じる役割を担っている口輪筋《こうりんきん》という筋肉が弱くなるので、上あごが前に出てきて出っ歯になりやすくなります。**それればかりではありません。下あごが下がるにつれて舌の位置も下がりっぱなしになり、舌で下あごを押してしまうことによって、下の歯や下あごだけが発達して、受け口になってしまう可能性があります。

近年、子どもの約5％でかみ合わせが受け口になっているといわれていますから、注意してあげたいものです。

まだあります。そもそも、人間は鼻で呼吸をすることにより、口で呼吸するのに比べて、異物をとりのぞき、より湿潤な空気を吸うことができるようになっています。いわば、鼻が加湿器とフィルターの役割を果たしているのです。

ところが、**日常的に口呼吸をしている子は、口の中が乾燥してしまい、虫歯になりやすくなってしまいます。**また、そのために口臭も強くなりますし、空気中の細菌やウイルスが直接、喉や気管に入り込んでしまうので、風邪などの感染症を引き起こす原因にもなってしまいます。

●鼻呼吸が果たしている大切な役割

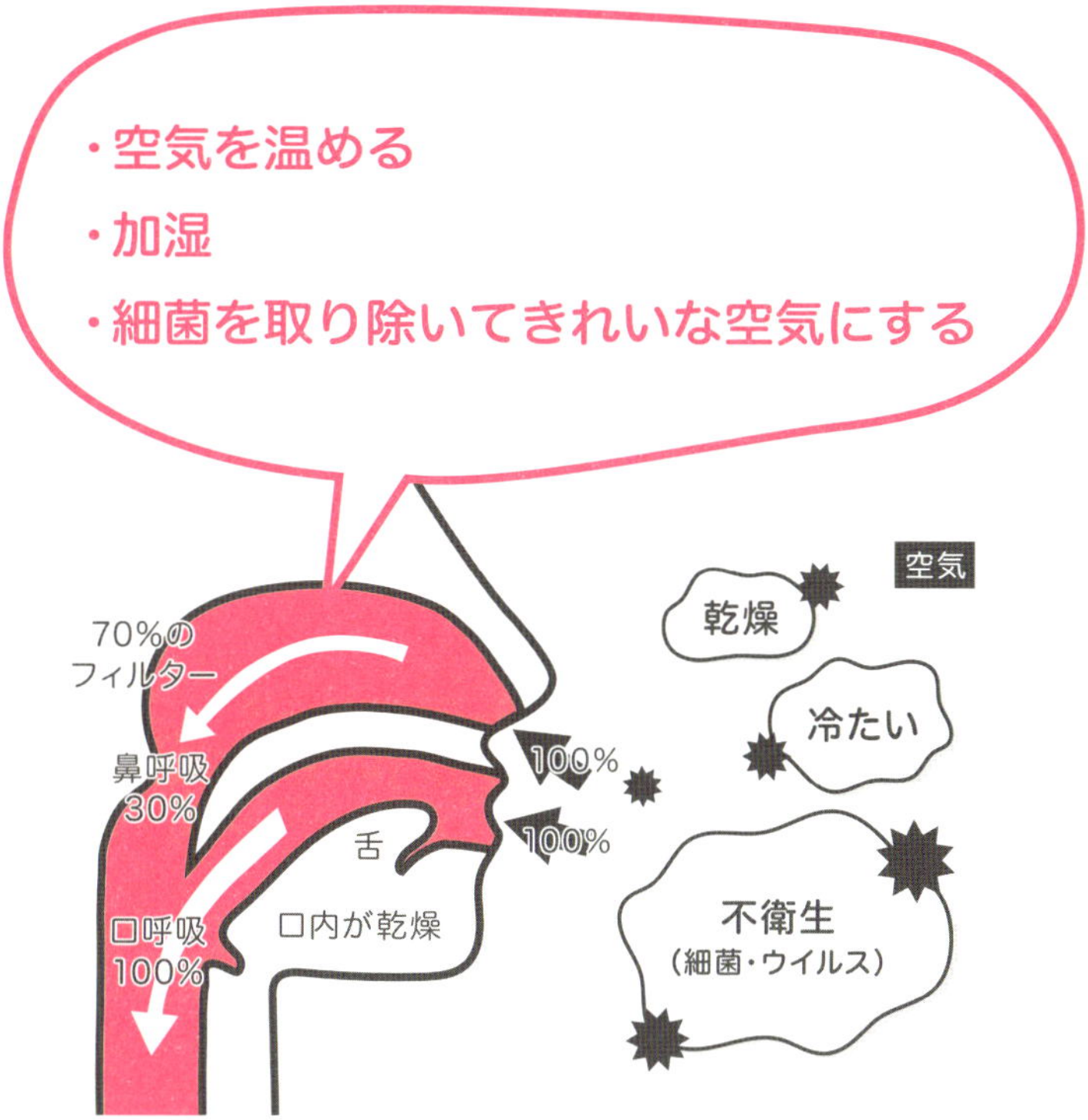

口呼吸は脳の成長を阻害する！

最近、口をぽかんと開けたままテレビを見ている子どもが多いようです。また、外出中に周囲の人の口元を観察していると、**口を開けている子が非常に多いことに気づきます。つまり、口呼吸がくせになっている子どもが非常に多くなっているということです。**

口呼吸が常態化することは決していいことではありません。これまで書いたように健康や見た目の問題だけではなく、脳の成長を阻害することにもなるからです。

そもそも脳は人体の中でも最もエネルギーを消費する部分です。大量のブドウ糖を燃やして活発に活動しており、人間が１日に消費するエネルギーの20％を消費するといわれています。成人の脳の重量は１・２～１・５㎏ですから、体重の２％ほどにすぎません。それにもかかわらず、それほどエネルギーを消費しているのです。

その結果、脳は大量の熱を発します。しかし、脳はとても繊細な組織なので、40・５℃を超えると機能障害を起こしてしまいます。

それを防ぐために、人体は脳を冷却するメカニズムをもっています。

たとえば、頸動脈には毎分5ℓもの血液が流れており、その血流によって脳で生じた熱を体外に放出しています。

しかし、それだけでは足りません。そこで活躍するのが鼻の粘膜です。

頭蓋内には多くの動脈が走っていますが、特に鼻の粘膜周辺には多くの動脈が集中しています。その鼻の粘膜の水分が熱をうばうことで、循環している血液をクールダウンします。その血液が脳に到達することで、脳を冷却して機能障害が起きることを防いでいるのです。わかりやすくいえば、鼻の粘膜は車のラジエーターの働きをしているということです。

●脳は鼻呼吸で冷却されます

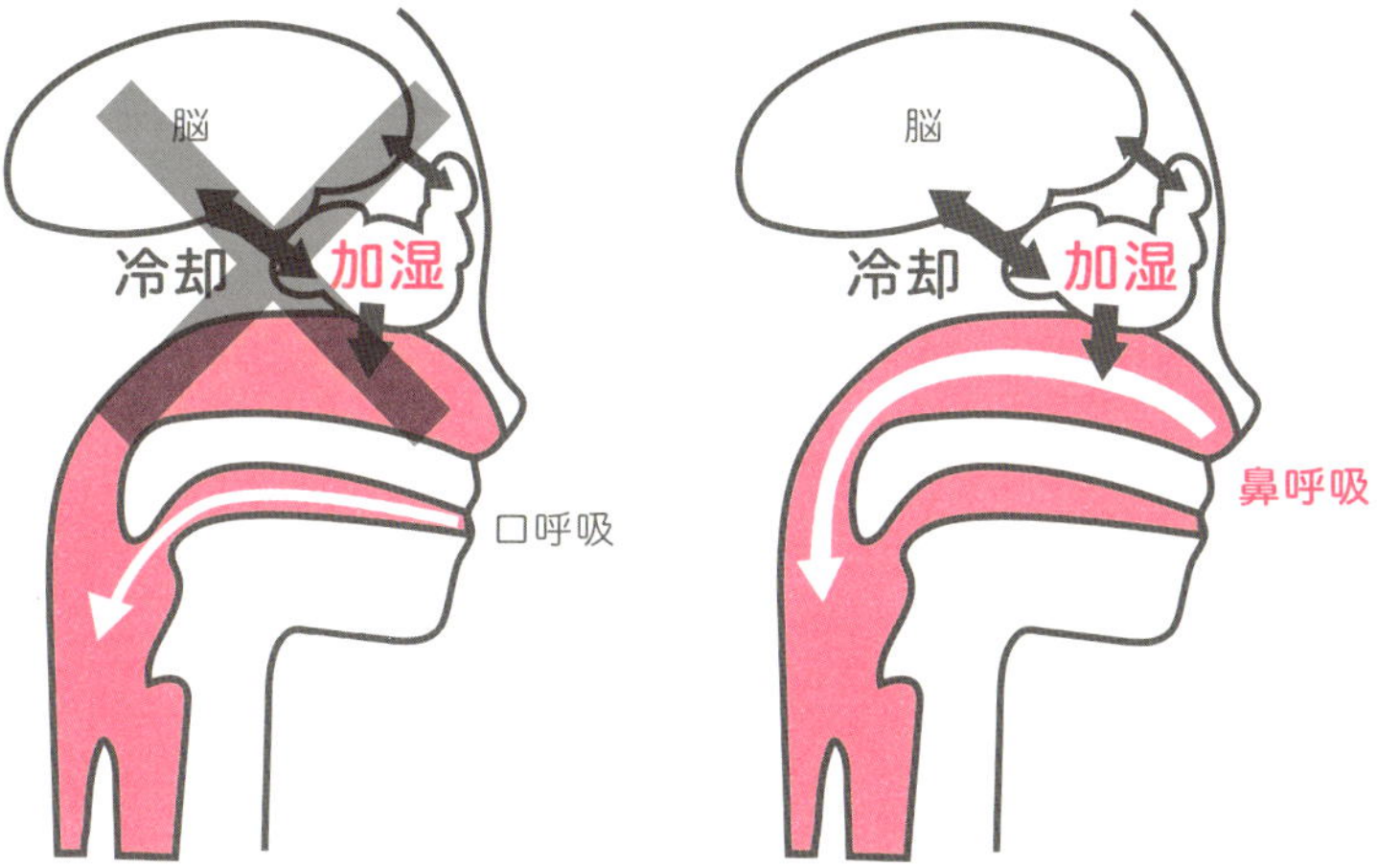

ところが口呼吸がくせになっていると、このメカニズムがうまく働きません。その結果、脳の冷却が不十分となってしまい、さまざまな悪影響が出てきます。

近年の研究では、「口呼吸は知能の発達に悪影響を及ぼす」という説が有力視されるようになっています。

たとえば2017年には、アメリカのノースウェスタン大学フェインバーグ医学院の研究チームが、「脳の機能と鼻呼吸が密接に関係していることを突き止めた」と発表して注目されました。

研究チームはいくつかの実験を行っていますが、その中のひとつは、60人の健康な被験者を鼻呼吸をしている状態と口呼吸している状態に分けて、怖い顔と驚いた顔の写真を見せ、どちらの感情の表現であるかできる限り速く認識させるというものでした。

その結果、平均して鼻呼吸をしていたときのほうが、怖い顔を認識するスピードが速いことがわかったというのです（ただし、驚いた顔に関しては有意な差は見られなかったそうです）。

また、被験者たちにいろいろな写真を見せ、時間をおいてから、どんな写真だったかを思い出すよう指示したところ、鼻呼吸をしながら記憶した人のほうが、正答率が高かったそうです。つまり、**鼻呼吸をしている状態のほうが、ものごとを認知する力がより発揮されていたというわけです。**

運動機能も低下させる口呼吸

口呼吸の弊害はそれだけではありません。そもそも、人間にとっては鼻で呼吸するのが自然であり、口呼吸は非常に効率が悪い呼吸法です。そのため、運動機能にも大きな影響を与えるといわれています。

ブラジルのサンタマリア大学が行った調査によると、**日頃から口呼吸をしている人の呼吸筋力は鼻呼吸している人より低下しており、その傾向は小児期に口呼吸をしていた人ほど顕著で、成人してからの運動能力にも悪影響を与えているとしています**（２０１４年発表）。

心肺機能に差が出てしまうということは、人より多少の努力をしてもどうすることもできない差が出てしまうことを意味します。必死に頑張ってもあの子に勝てない理由は、実は鼻が悪いからかもしれませんよ。

さらに口呼吸がくせになっている子どもの睡眠の質が低下して、つねに睡眠不足の状態になってしまうことも指摘されています。

たとえば製薬会社のグラクソ・スミスクラインが、２０１２年に20～49歳の口呼吸をしている男女３１２人と、鼻呼吸をしている男女３１２人の計６２４人を対象に、「口呼吸の快眠、快活（日中の集中力・気力）への影響調査」を行ったところ、**口呼吸をしている人のほうが鼻呼吸をしている人に比べて、睡眠の満足度と日中の集中力・気力満足度がともに低い**ことがわかったと発表しています。

しっかりと体を休めるための睡眠の質が低下することで、運動能力や知能の発達を妨げたり、体や精神の成長や発達にも影響したりするというわけです。

それだけに、親の責任は重大！　子どもには、しっかりと鼻呼吸を習慣づけてあげることが大切です。

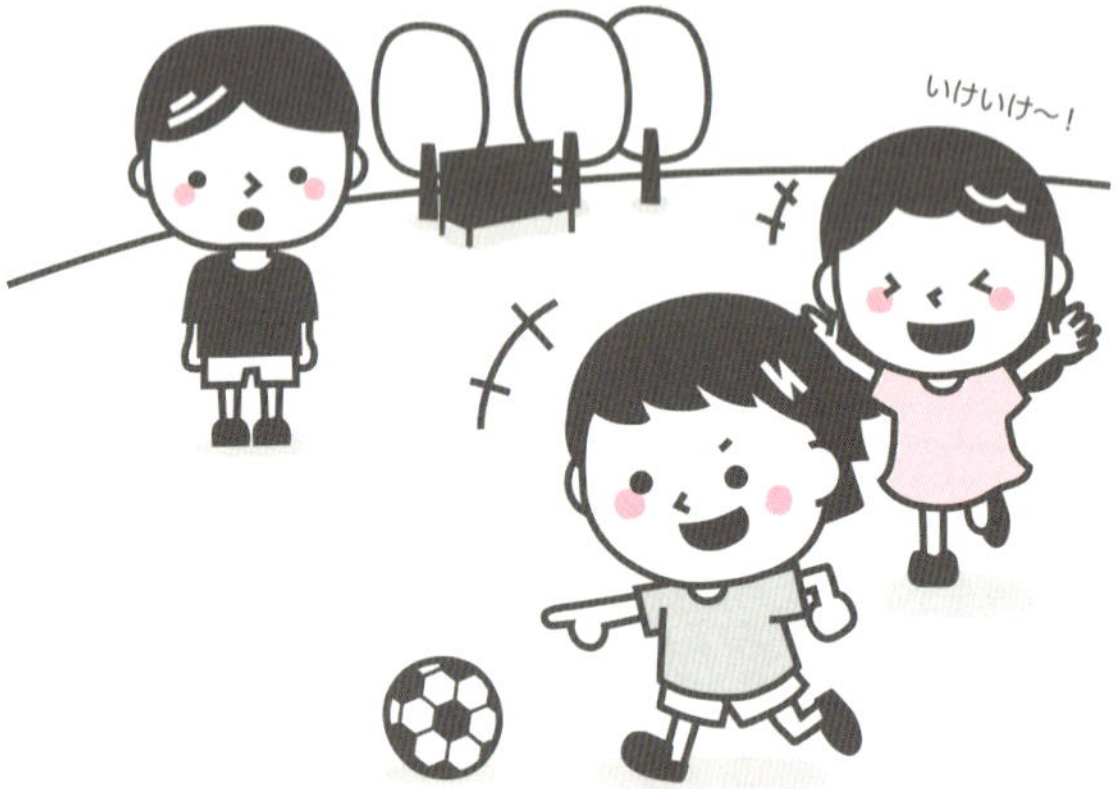

口呼吸は子どもの

運動能力や知能の発達を妨げます

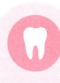

ガミースマイルを防ぐためにも歯並びをよくしよう

近年、ガミースマイル（gummy smile）を気にする人が増えています。

ガミースマイルとは、笑ったときに上唇が上がって、前歯上部の歯茎《はぐき》部分が大きく見えてしまう状態のことをいいます。

歯茎や歯肉を意味する「gum」の形容詞形である「gummy」からつけられた名称ですが、上唇と歯茎の間（口腔前庭部《こうくうぜんていぶ》）が通常より広いために、上唇が過剰に上がって、歯茎が露出してしまうのです。

歯科医では、こうしたガミースマイルの患者さんに対しては、上唇の上げ下げをコントロールしている筋肉（上唇挙筋群《じょうしんきょきんぐん》）に薬剤を注入して、上唇の過剰な収縮力を抑制する「ボトックス法」や、上唇の内側と歯茎の上の粘膜を摘除する「手術」、あるいは「インプラント矯正」などを行います。

そもそも、ガミースマイルは遺伝的要素がからんでいて、両親がガミースマイルなら、その子どもガミースマイルになりやすいとされています。

しかし、それ以外にも、乳幼児期の指しゃぶり、舌の動きや位置による悪いくせを続けることによるかみ合わせや歯並びの悪化も大きな原因となっています。

そうしたことによるガミースマイルに対しては、子どものうちに対処することで、歯医者に行かずに改善することが可能です。

ガミースマイルは容姿の問題だけでなく、笑顔に自身がなくなるといったメンタル面での悩みの訴えが少なくありません。

それだけに、子どものうちから歯並びに十分気をつけて、子どもの未来を明るいものにしてあげてほしいと思います。

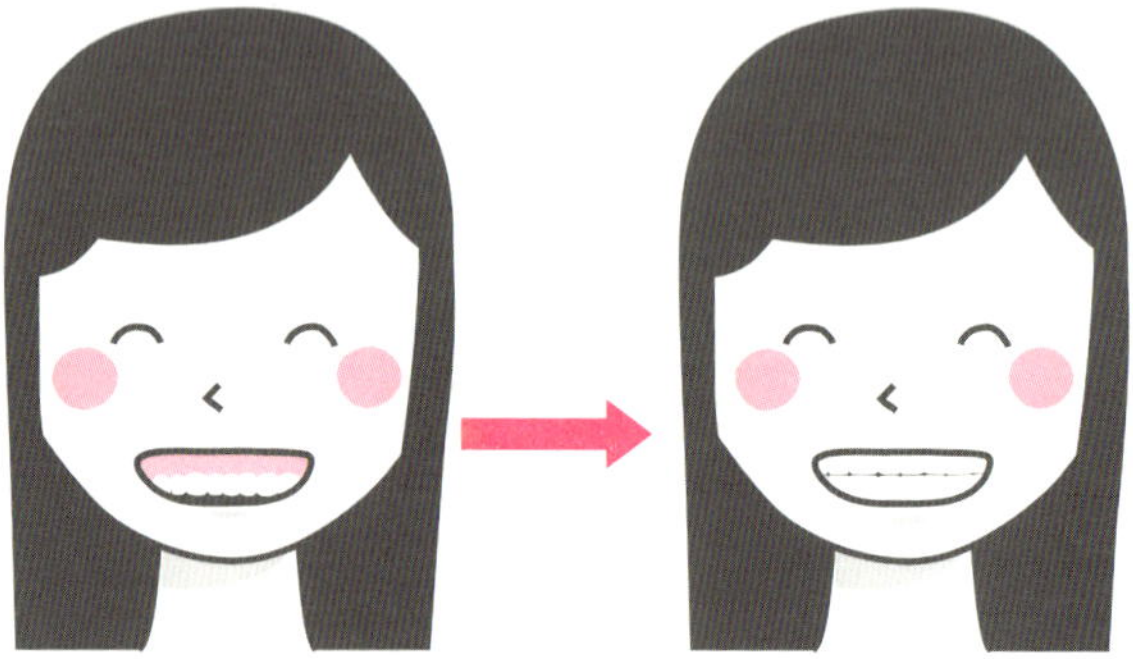

乳幼児期に気をつけてあげればガミースマイルを予防して、
すてきな笑顔をつくれます

第2章

子ども時代に決まる健康寿命

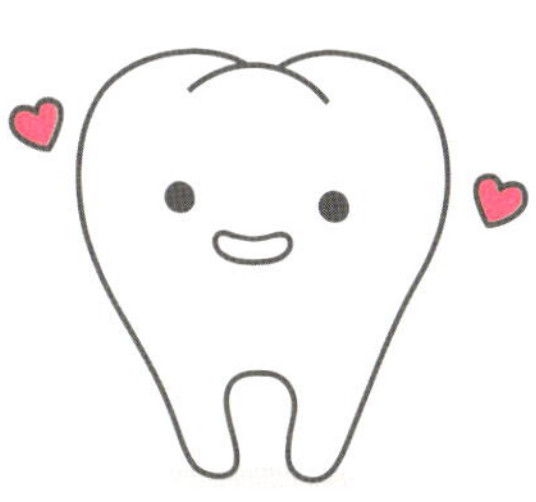

歯並びの悪さで生じる健康被害

従来、歯並びが悪いことから生じるデメリットはもっぱら「見た目の悪さ」だけだとされ、歯並びが悪いことで健康が害される可能性が高くなるという事実はほとんど知られていませんでした。

しかし、さまざまな研究が進められるにつれて、**実は「見た目の悪さ」以上に「虫歯になりやすい」「歯周病になりやすい」「口臭がきつくなる」などというデメリットのほうがより問題**だと考えられるようになり、クローズアップされる機会も多くなっています。

そのおかげで、歯並びが悪いと、歯と歯の間に磨き残しができて、虫歯や歯周病を引き起こしてしまいやすくなるということは徐々に知られるようになってきましたが、それ以上に深刻な問題を含んでいることを知ってほしいと思います。

それは、歯周病を放置することによって、次ページのイラストに示すような、さまざまな病気を全身に引き起こすことがわかってきているということです。

●歯周病と全身疾患

→ 病気の原因になる

→ 歯周病を悪化させる

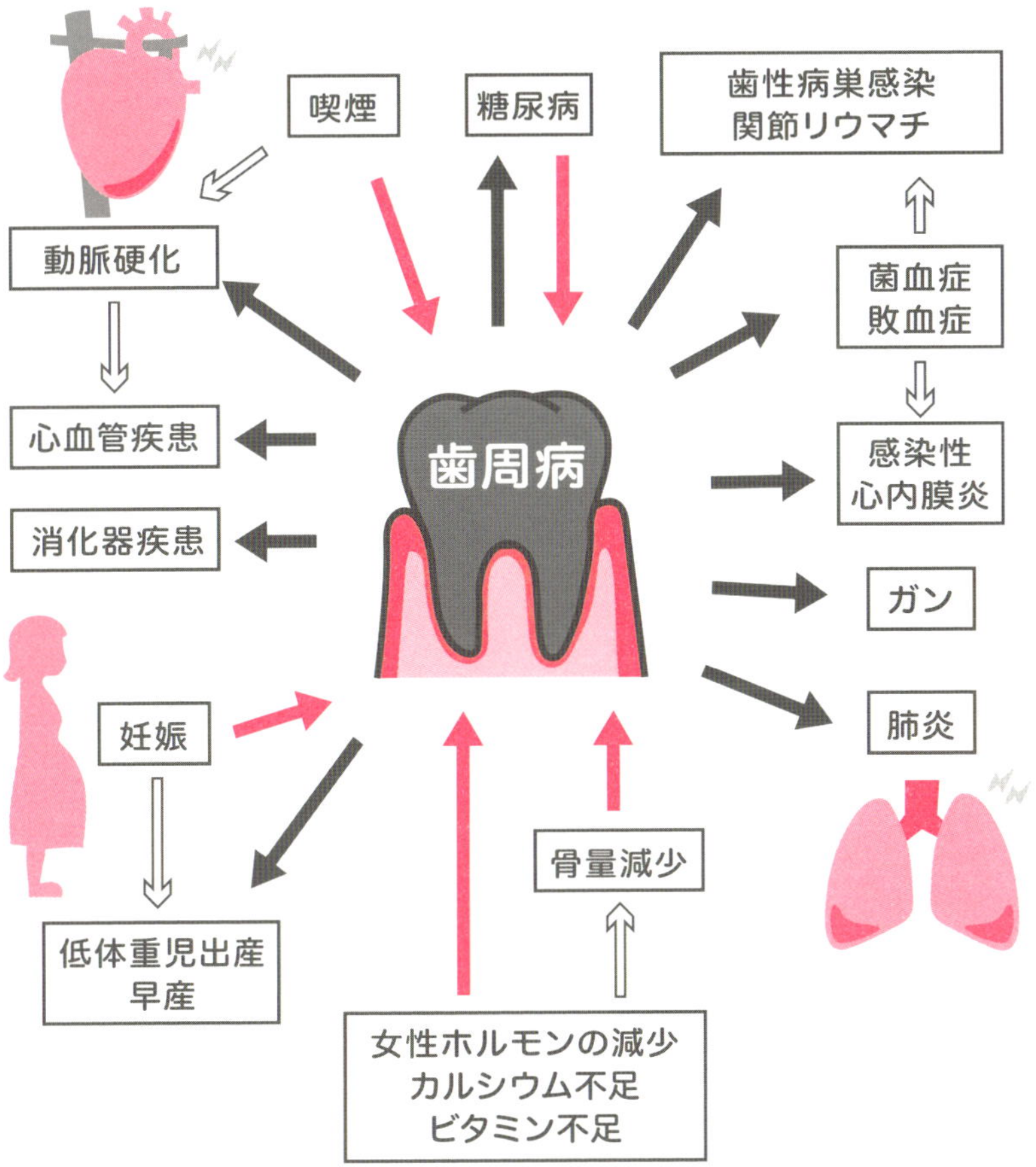

今や日本は、「人生100年時代」を迎えています。厚生労働省は、2018年の日本人の平均寿命は女性が87・32歳、男性が81・25歳で、ともに過去最高を更新したと発表しました（2019年7月30日発表）。

2017年に比べて女性は0・06歳、男性は0・16歳延びたことになります。過去最高の更新は女性が6年連続、男性は7年連続です。

国立社会保障・人口問題研究所の日本将来推計人口（2012年推計）によれば、2022年には、男性の平均寿命は81・15年に、女性の平均寿命は87・87年に延びるとされていましたが、まさにそれが裏付けられた結果であり、日本人の平均寿命は確実に100歳に近づいているといえるでしょう。

そんな中、多くの人が気にしているのが、元気に日常生活を送るための「健康寿命」をいかに伸ばすかということですが、いわゆる成人病や慢性病を予防するためにも歯の健康が大切です。

また、今後は、少子高齢化がさらに進む中、働き方も変わってきて、高齢者も元気に働くことを求められるようになっていくことは必至です。

そんな未来を想定したうえで子どもの将来を考えるならば、なにはともあれ健康です。

この章では「虫歯や歯周病を放置することによるデメリット」について、詳しく勉強していくことにしましょう。

虫歯の原因とデメリット

虫歯（う歯）は、もともと口の中に住みついているミュータンス菌（正式名はストレプトコッカス・ミュータンス：*Streptococcus mutans* とストレプトコッカス・ソブリヌス：*Streptococcus sobrinus*）が原因で引き起こされます。

このミュータンス菌は、通常ならば唾液などで流されてしまいますが、唾液の流れが悪いところに付着すると、そこでネバネバしたプラーク（歯垢）を形成し、どんどん増殖して口の中の糖分を分解してさまざまな酸をつくり始めます。その酸によって歯の表面からカルシウムやリン酸イオンが溶け出して、最後は穴が開いてしまうのです（次ページの四コママンガ参照）。

ちなみに、プラークを放置していると、2～3日で石灰化して、歯石に変化し始めます。そうなるとますます除去しにくくなり、虫歯の進行をさらに早めるだけでなく、歯周病や口臭の原因となっていきます。

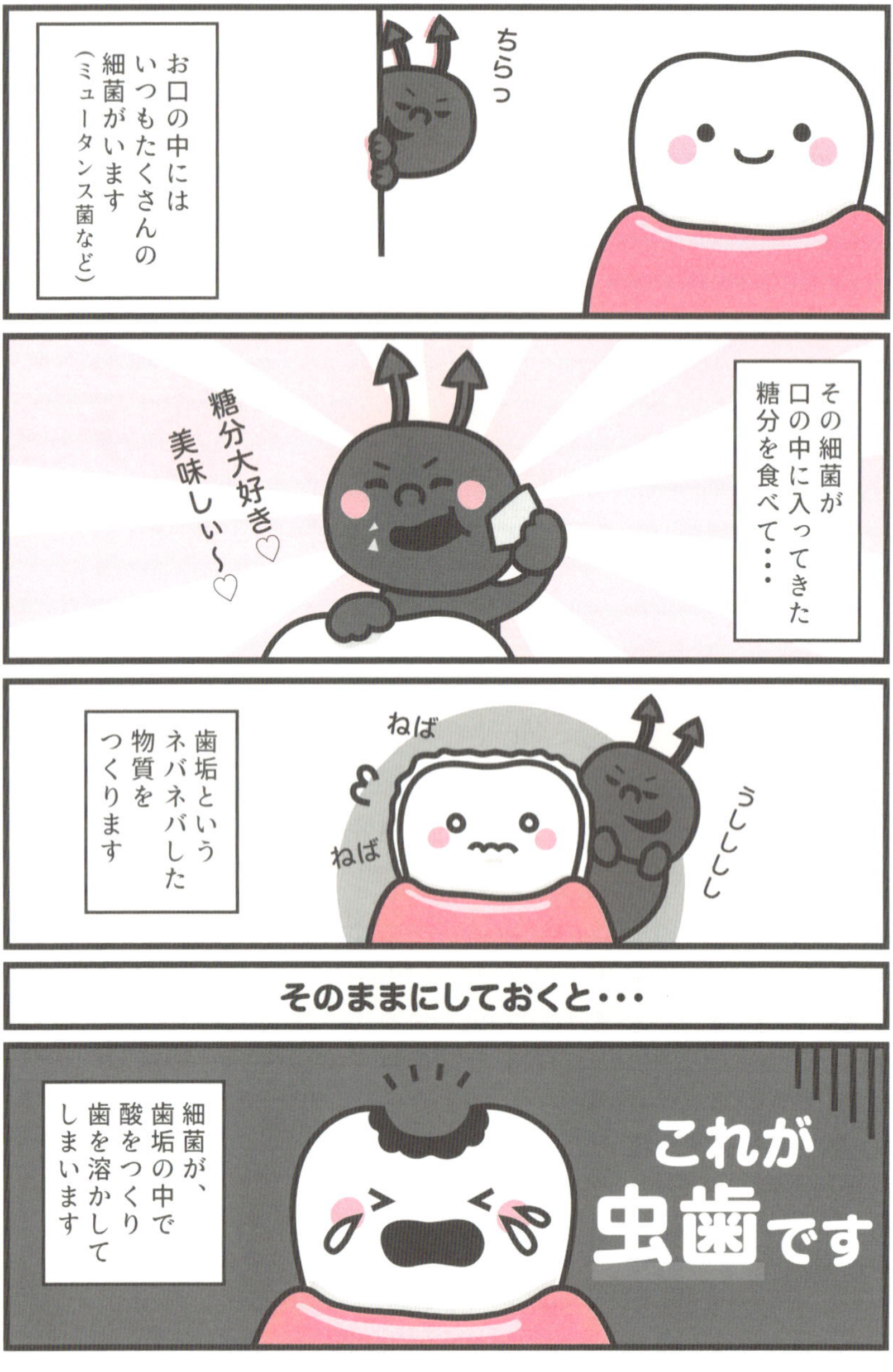
ちらっ
お口の中には
いつもたくさんの
細菌がいます
(ミュータンス菌など)
その細菌が
口の中に入ってきた
糖分を食べて・・・
糖分大好き♡
美味しぃ〜♡
うしししし
ねば
ねば
歯垢という
ネバネバした
物質を
つくります
そのままにしておくと・・・
これが
虫歯です
細菌が、
歯垢の中で
酸をつくり
歯を溶かして
しまいます

プラークの付着しやすい箇所を46ページのイラストに示しますが、「歯と歯が重なったところ＝歯並びの悪い部分」もチェックポイントのひとつにあげられています。

なお、厚生労働省が5～6年ごとに行なっている「歯科疾患実態調査」（2016年）によると、5～14歳の子どもで乳歯に虫歯のある人が28・4％に上っていますし、その中でも9歳児は乳歯に虫歯のある人の割合が65・6％にも及んでいます。

よく、「乳歯はいずれ永久歯に抜け変わるのだから、そのとき気をつけてあげればいいのでは？」という質問を受けますが、それでは手遅れです。

乳歯が虫歯になると歯並びが悪くなる原因になりますし、そもそも虫歯菌が口の中で繁殖しているので、せっかく生え変わった永久歯もすぐに虫歯になってしまうからです。

子どもの歯の治療は、できるだけ早い段階から行うほうが将来の健康につながることは当然ですが、実はそれ以前に、**乳歯が虫歯にならないように気をつけてあげることがなにより大切**だということを肝に銘じてほしいと思います。

●プラークが付着しやすい箇所

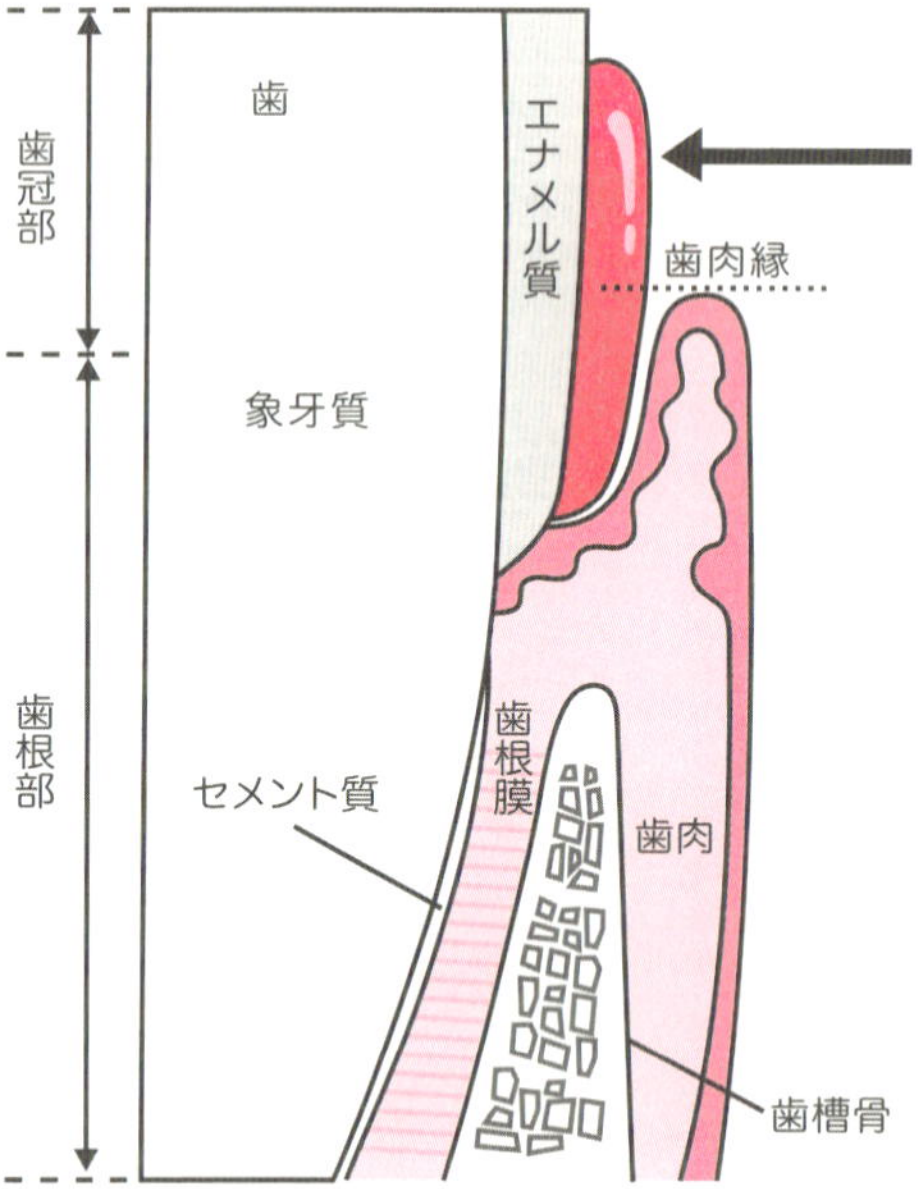

これが、虫歯や歯周病の原因菌の温床となる

プラークだ！

歯肉は、口腔粘膜の一部で歯根を包み込んでいます。その歯肉の上端、つまり歯と歯茎の境界線を歯肉縁と呼びます。

この歯肉縁から上につくプラークは歯肉縁上プラークと呼ばれ、虫歯や歯周病の原因となります。

一方、歯肉縁より下につくプラークは歯肉縁下プラークと呼ばれ、もっぱら歯周病の原因となります。

いずれにしても、しっかりと歯磨きをして、除去することが大切です。

●特にプラークがつきやすいところ

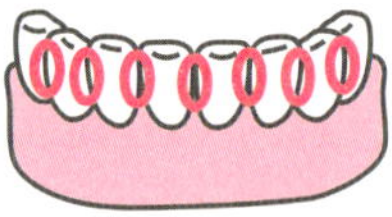

歯と歯の間

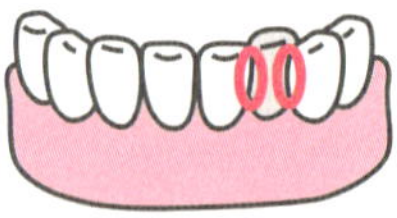

歯と歯が重なったところ

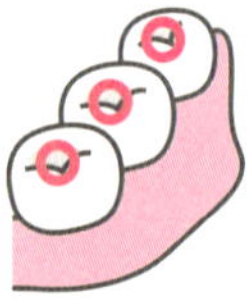

奥歯のかみ合わせ

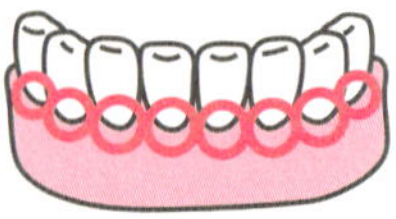

歯と歯茎の境目

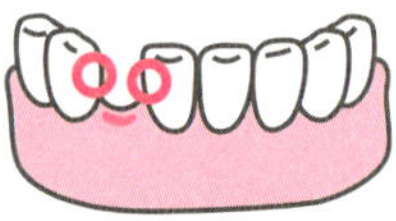

抜けた歯のまわり

歯周病の原因とデメリット

歯周病は、歯に付着しているプラークから形成される「細菌バイオフィルム」によって引き起こされます。

細菌バイオフィルムとは、簡単にいえば歯にこびりついた細菌の塊のことで、歯磨きで完全に除去することはできません。また、色が歯の色に近い白っぽい色をしているので、なかなか気づくこともできません。

たとえば、爪楊枝で歯の間の汚れを軽く取ってみてください。爪楊枝の先に白いネバネバの汚れがついてきたはずです。それが細菌バイオフィルムです。そして、たったそれだけの細菌バイオフィルムでも、億単位の細菌が含まれています。

歯周病の原因となる細菌は約６００種類に及びます。その中でも、特に悪い影響を及ぼす細菌としては、ポルフィロモナス・ジンジバリス（P．g菌：*Porphyromonas gingivalis*）、トレポネーマ・デンティコラ（T．d菌：*Treponema denticola*）、タンネレラ・フォーサイセンシス

（T．f菌：*Tannerella forsythensis*）の3種が知られていますが、それらの細菌が増殖して、歯のまわりの構造（歯周組織）を破壊していくのです。

　そして、症状が進むにつれて、歯と歯肉の間に袋状の空間（歯周ポケット）が形成され、歯茎からの出血（歯肉出血）が始まり、しだいに歯を支えることができなくなり、グラグラしてきて、そのうち歯が抜けてしまいます。それが歯周病の最終段階です。

　この歯周病は長い年月をかけて徐々に進んでいく病気です。**日本では40歳以上の成人の80％以上がかかっているといわれていますが、実は、近年になって、若い人の歯茎の多くにも異常があることがわかってき**

●歯周病の進行プロセス

1 歯肉炎

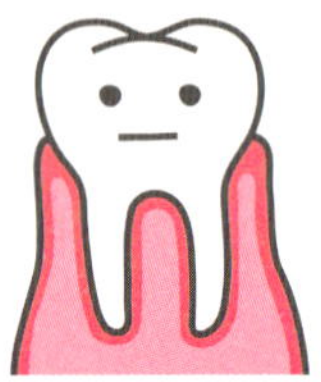

歯周ポケット 1〜3mm

歯肉が炎症を起こし、歯磨きで出血することがあります。歯肉のみの炎症で歯を支えている骨は溶けていません。歯磨きや歯石の除去によって治ります。

2 歯周病（軽度）

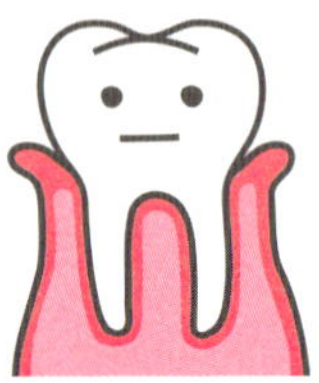

歯周ポケット 3〜4mm

歯肉の炎症が進み、歯を支えている骨の吸収が始まっています。
歯肉の下にある歯石を機械的に除去するなどの治療で治ります。

ています。

前述した厚生労働省の「歯科疾患実態調査」（２０１６年）によると、10歳〜14歳の人で歯肉出血の症状がある人が24・6％、15歳から19歳になると30・6％、さらに20歳から24歳になると42・9％と増加していきます。

ちなみに、歯周病が「慢性の病気」であることは前述しましたが、多くの場合よほどひどくならない限り、自覚症状がありません。そのため、歯周病にかかっていることに気づくのは、ほとんどの場合、重症か末期になってからです。

しかし、そうなってしまってからでは、症状のある歯は助けることができないか、仮に助けることができたとしても、多くの

3 歯周病（中度）

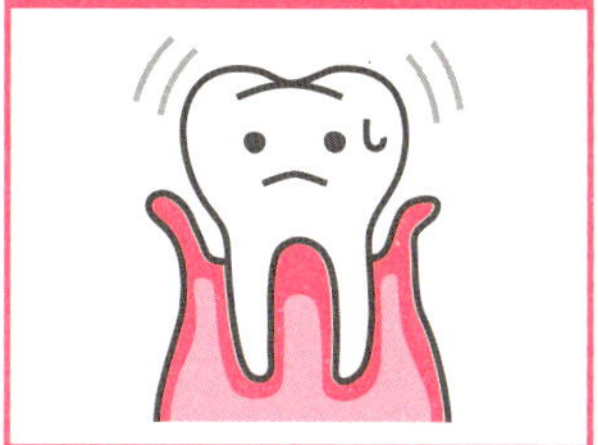

歯周ポケット 5〜6mm

歯を支えている骨がかなり溶け始めてきています。歯肉が腫れ、出血をしたり、歯がグラグラしてきます。歯周病の専門的な治療が必要になります。

4 歯周病（重度）

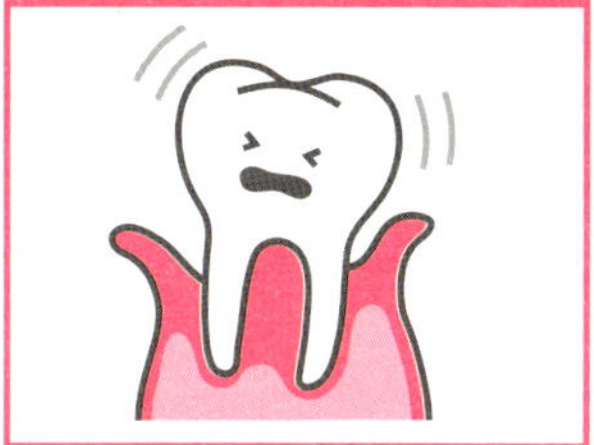

歯周ポケット 7mm以上

歯を支えている骨の吸収がだいぶ進んでいます。場合によっては抜歯しなければいけません。
歯周病の専門的な治療が必要になります。

場合、手術が必要となります。

また、近年では、**歯周病菌が他の部位に移行したり、血液中に入って「菌血症《きんけつしょう》」を引き起こして他の病気の原因や誘因になったりする**ことがわかってきています。

菌血症とは、本来ならば無菌であるはずの血液中に細菌が認められる状態のことです。私が学生のころは、「菌血症はあくまで一時的なものであり、問題にならない」と習ったものです。しかし、それは間違いだったのです。

だからこそ私は、子どものうちから歯周病にならないように気をつけてあげるべきだと主張しているのです。

ちなみに、厚生労働省が行っている「患者調査」（２０１７年）によると、男性１６２万１０００人、女性２３６万３０００人の、合計３９８万４０００人が歯肉炎や歯周病にかかっており、有病率は20代が約7割、30～50代が約８割、60代は約９割にのぼるという結果でした。

２０１４年段階での患者数が、男性１３７万３０００人、女性１９４万２０００人の合計３３１万５０００人でしたから、わずか3年間でおよそ67万人も増加したことになります。

また、歯周病は次の節で詳しく解説するように、さまざまな病気を引き起こす原因となっていることがどんどんわかってきています。

それだけ、子どものころから気をつけてあげるべきだということでしょうし、わが子が老後まで元気に過ごせるように、生まれた直後から歯の健康に気をつけてあげることこそ親のつとめでもあるわけです。

子どものうちから、次にあげるような症状に気をつけて、自覚症状の出ないうちから治療を始めることが重要です。

次ページに「歯周病チェックシート」を掲載しておきます。

チェックシートに挙げられている症状のうち、ひとつでも該当するものがあれば、要注意！ 歯周病が疑われますから、一度、歯科医でチェックしてもらうといいでしょう。

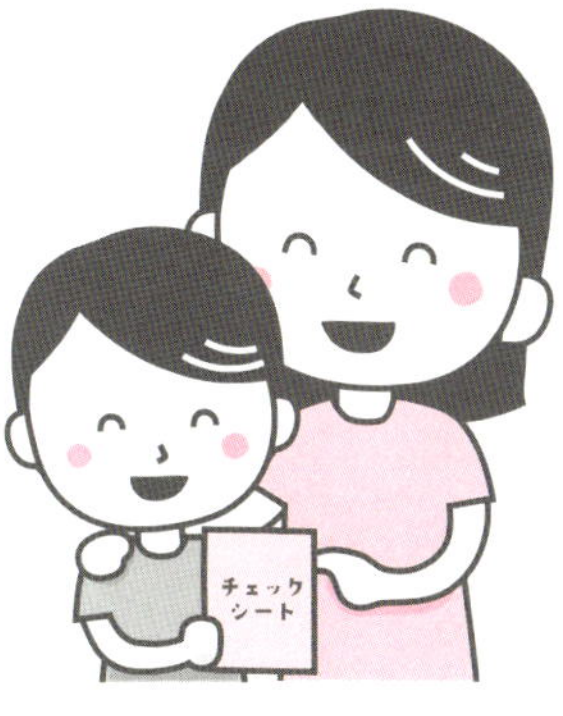

親子でやってみよう！「歯周病チェックシート」

子どもさんの**きれいな歯並びをつくる**第一歩です

●歯周病チェックシート

- [ ] 歯茎が赤く腫れている
- [ ] 朝起きたとき、口の中がネバネバする
- [ ] 歯を磨いたときや硬いものを食べたときに出血する
- [ ] 口臭が気になる
- [ ] 歯が長くなった
- [ ] 硬いものがかみにくい、またはかむと痛い
- [ ] 歯茎がむずがゆい、または痛い
- [ ] 歯がぐらぐらする
- [ ] 歯石がたまっている
- [ ] 冷たいものがしみる
- [ ] 歯と歯の間の隙間が大きくなった

●歯周病の主な症状

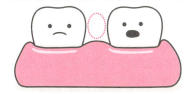

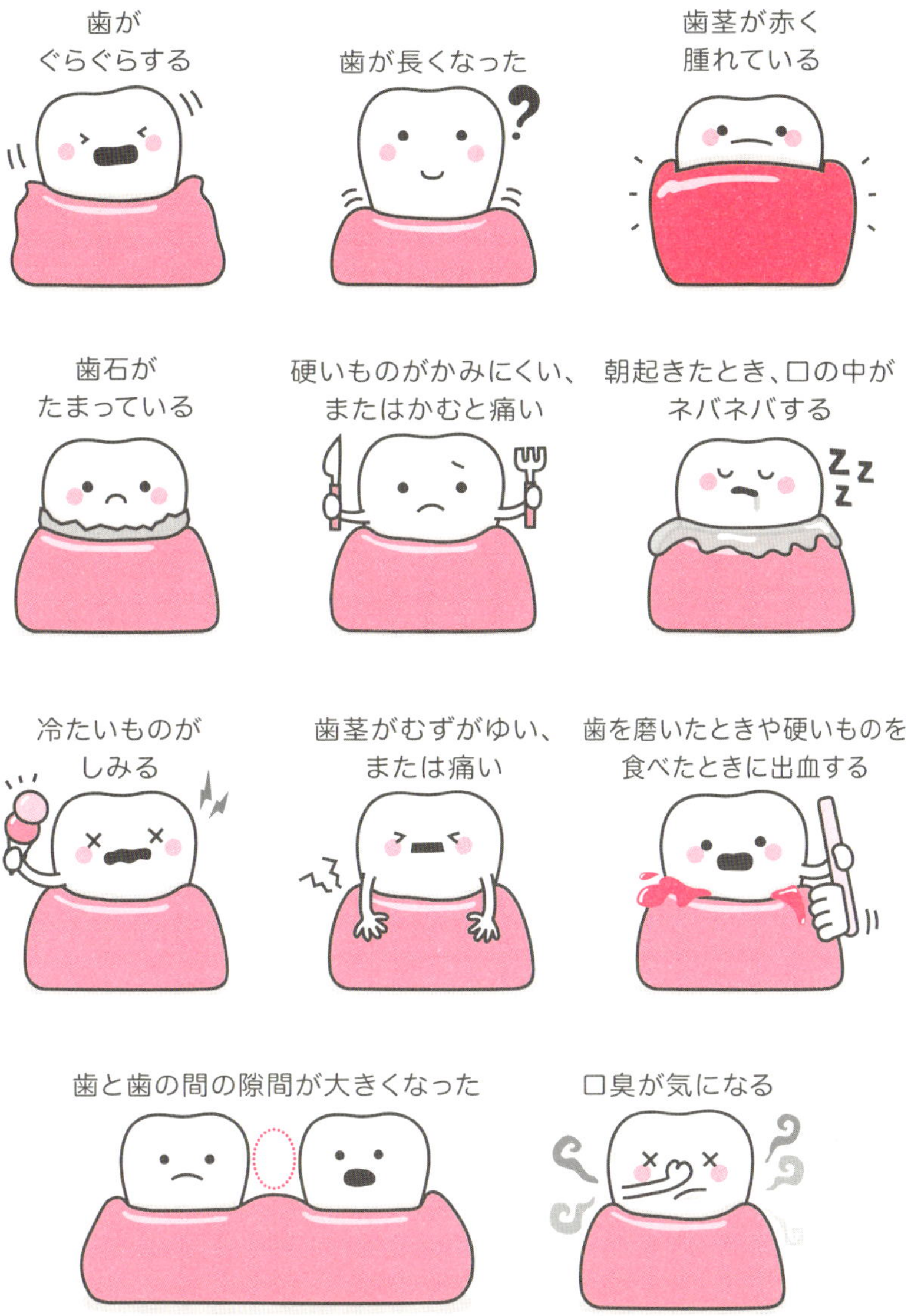
歯が
ぐらぐらする
歯が長くなった
歯茎が赤く
腫れている
歯石が
たまっている
硬いものがかみにくい、
またはかむと痛い
朝起きたとき、口の中が
ネバネバする
冷たいものが
しみる
歯茎がむずがゆい、
または痛い
歯を磨いたときや硬いものを
食べたときに出血する
歯と歯の間の隙間が大きくなった
口臭が気になる

歯周病が引き起こす怖い全身疾患

歯周病がある程度進行すると、歯磨きや食事をするだけでも大量の細菌が血管内に進入し、全身に移行してさまざまな部位で病気の原因となっていきます。

ここでは、歯周病が全身に及ぼす悪影響について、具体的に説明していくことにしましょう。

●心臓病

歯周病患者が狭心症や心筋梗塞など心臓の発作を起こす確率は、健康な人の2・48倍も高いといわれています。

これらの病気になると、動脈硬化により心筋に血液を送る血管が狭くなったり、ふさがったりしてしまうので、心臓に血液を供給することができなくなり、最悪の場合は死に至ることもあります。

動脈硬化は、従来、不適切な食生活や運動不足、ストレスなどの生活習慣が要因とされていました。しかし近年、歯周病原因菌などの細菌感染も深く関係していることがわかってきて、大きくクローズアップされるようになっています。

　歯周病菌と心臓病は次のような関係にあると考えられています。

　前述したように歯周病菌が血液中に入って菌血症になると、歯周病原因菌の刺激によって動脈硬化を誘導する物質が出て、血管内にプラーク（ベトベトしたお粥状の脂肪性沈着物）が生じて血液の通り道を細くしてしまいます。さらに、そのプラークが剥がれて血の塊ができると、その場で血管が詰まったり、あるいは血管の細いところまで詰まったりして、それが、狭心症や心筋梗塞などの虚血性心疾患の原因となってしまうのです。

　ちなみに、カナダや北米の研究グループにより、歯周病菌が動脈硬化部位に見つかることが報告され

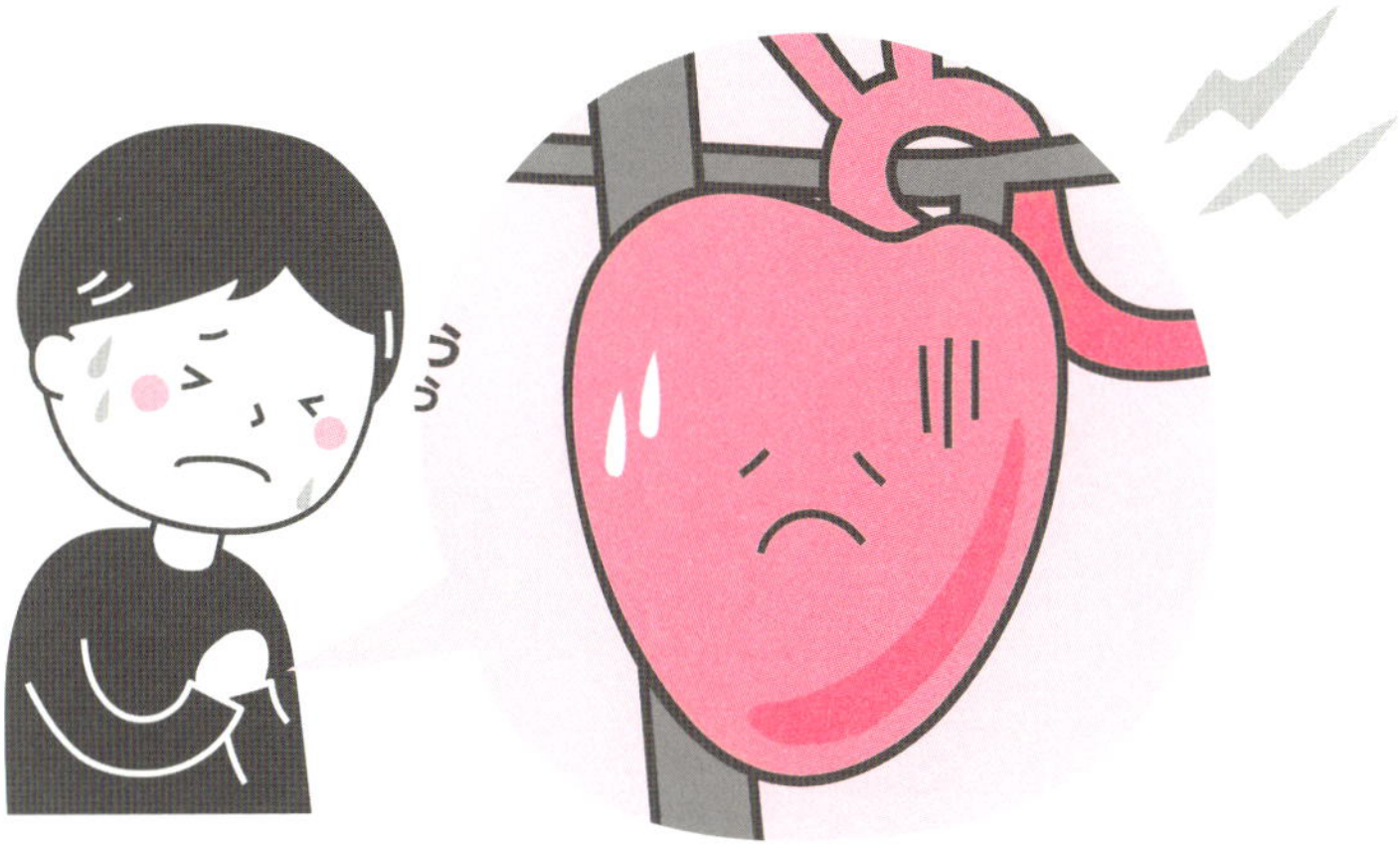

歯周病が**心臓病の引きがねに！**

ていますし、腹部動脈瘤の部位に、歯周病菌の一種であるトレポネーマ・デンティコラが見つかったという報告もあります。

また日本では、新潟大学歯学部の山崎和久教授（歯周病学）らの研究グループが、マウスの実験で、動脈硬化を起こしているマウスへ同様に歯周病菌の投与を約5か月間行い、動脈の内側を調べたところ、菌を与えていないマウスでは病変の面積が6％だったのに対して、投与したマウスでは病変の面積が45％にもなったという結果がえられたと報告しています。

●脳梗塞

脳梗塞もまた、前述した心臓疾患と同様、歯周病菌の血管内侵入が大きく関与していると考えられています。

動脈硬化は、脳の血管でプラークが詰まったり、頸

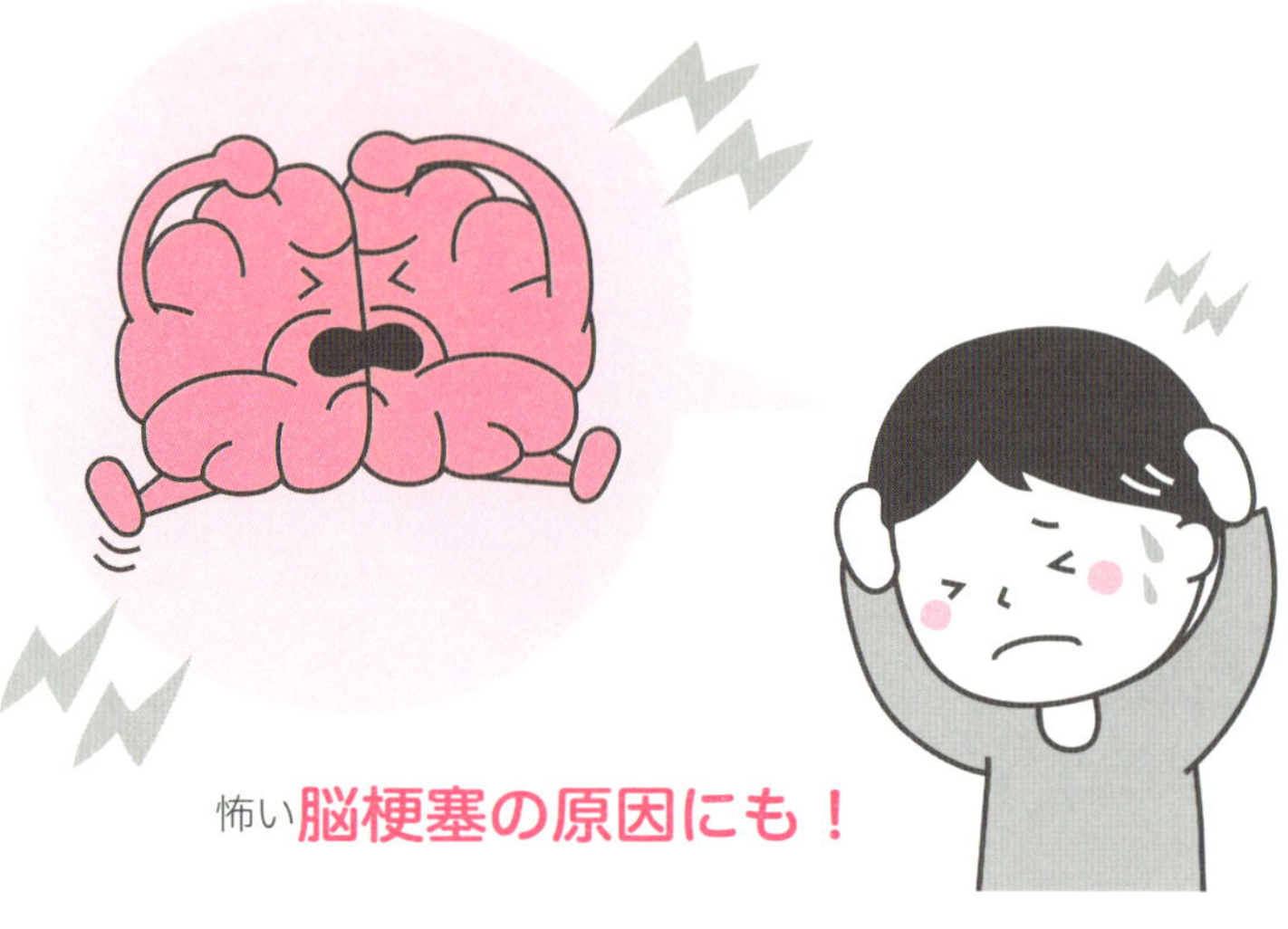

怖い**脳梗塞の原因にも！**

動脈や心臓から血の塊やプラークが飛んできて脳血管が詰まったりするために引き起こされる病気ですが、歯周病患者はそうでない人と比較すると、脳梗塞になるリスクが非常に高いとされています。たとえば、日本臨床歯周病学会はホームページで、2・8倍になるという数字をあげています。

血圧、コレステロール、中性脂肪が高めの人は、動脈疾患予防のためにも歯周病の予防や治療が、より重要となります。

●ガン

歯周病歴のある男性医療専門家を対象にした長期研究の結果、ガンになる可能性が全体的に14％高いとの結果が、2008年に、インペリアル・カレッジ・ロンドンのドミニク・ミショー博士らによって報告されました。また博士は論文の中で、「喫煙その他のリスク要因を考慮したうえでも、歯周病は肺や腎臓、すい臓、血液のガンのリスク増大と大きな関連性があった」とも述べています。

またそれ以外にも、歯周病菌とガンの関連性については、多くの研究結果が発表されています。

たとえば、歯周病菌の中には発ガン物質であるアセトアルデヒドをつくる菌が含まれており、そのアセトアルデヒドが口腔《こうくう》ガン（舌《ぜつ》ガン・歯肉ガンなど）や食道ガンを引き起こすのではないかと考えられています。

また、国立がん研究センターからは、食道ガンの細胞から、歯周病菌のひとつであるトレポネーマ・デンティコラ（T. d菌）が高い比率で検出されたという調査報告もされており、トレポネーマ・デンティコラが口から食道粘膜に移行して慢性の炎症を起こし、それがガン化して食道ガンとなるのではないかと考えられています。

２０１９年には、アメリカのコロンビア大学歯学部の研究グループによって、フソバクテリウム・ヌクレアタム（F. n菌：*Fusobacterium nucleatum*）という歯周病菌が大腸ガンの一因となる可能性があるという報告もなされています。

今後もさらに研究が進むことが期待されていますが、いずれにしても、歯周病がガンの大きな要因のひとつになっていることは間違いありません。

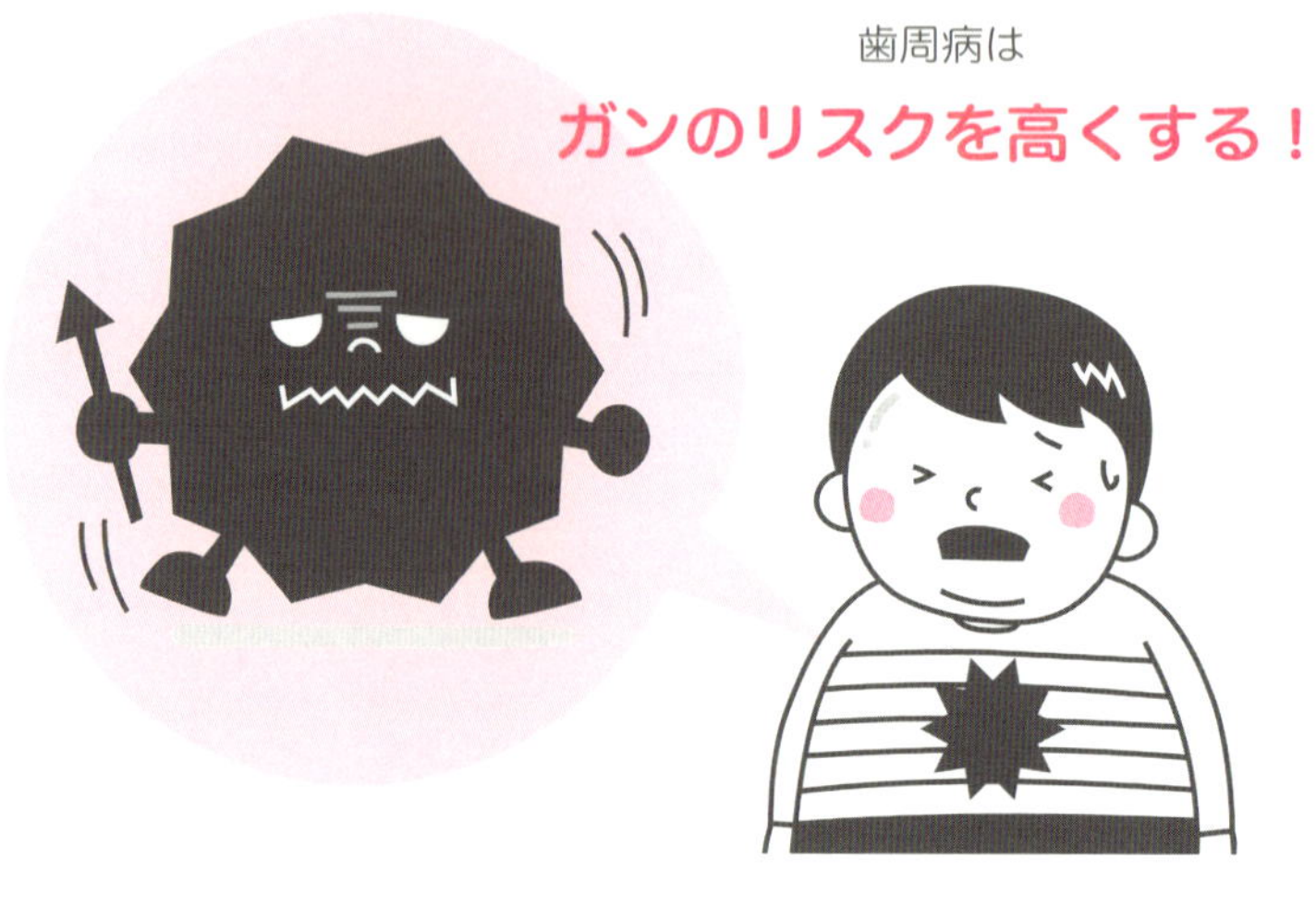

●糖尿病

糖尿病は、血液中のブドウ糖の濃度（血糖値）を下げるインスリンの分泌が低下し、血液中のブドウ糖が多くなってしまう病気です。この糖尿病も歯周病と深く関係しているようです。

歯周病の炎症がある歯周組織では、アディポサイトカイン（ＴＮＦ－αなど）という物質が増加して、血糖値を下げる働きをもつホルモン（インスリン）の働きを阻害してしまいます。そのため、より血糖値が上昇して糖尿病の症状を悪化させているのではないか、というわけです。

ちなみに日本臨床歯周病学会は、ホームページで、「歯周病を合併した糖尿病の患者さんに、抗菌薬を用いた歯周病治療を行ったところ、血液中のＴＮＦ－α濃度が低下するだけではなく、血糖値のコント

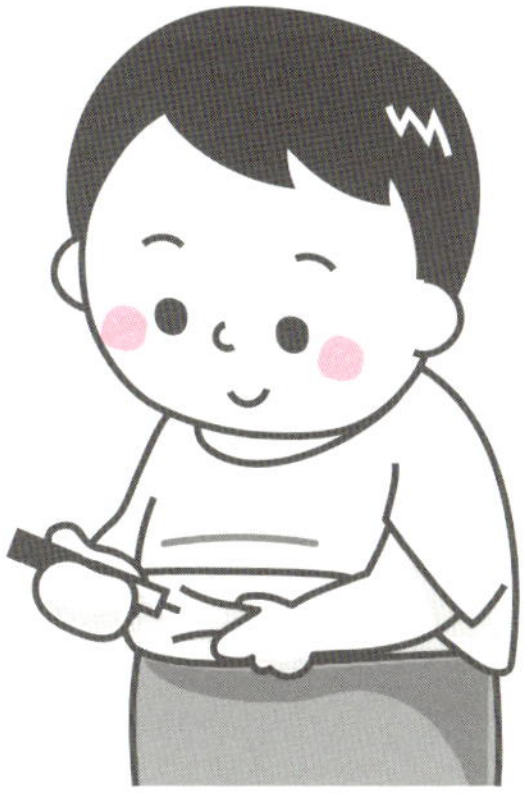

歯周病が
糖尿病悪化の原因に

ロール状態を示すＨｂＡ１ｃ値も改善するという結果がえられています」と発表しています。

●誤嚥性肺炎

高齢者は嚥下《えんげ》機能が衰え、誤って気管に唾液などが入り込んでしまう（誤嚥）ことが多くなりますが、口中で多くの細菌が繁殖していると、当然ながら唾液中の細菌も増加します。

その細菌を多く含む唾液が、誤嚥《ごえん》により気管支や肺に侵入すると、細菌が暴れ出し、気管支炎や肺炎を引き起こしてしまいます。

現在では、日本人の死因の第３位が肺炎になっていますが、肺炎を減少させるための口腔ケアの重要性は、歯科ばかりでなく医科においても重要視されるようになっています。また、その他に、肺気腫・喘息などとの関連も報告されています。

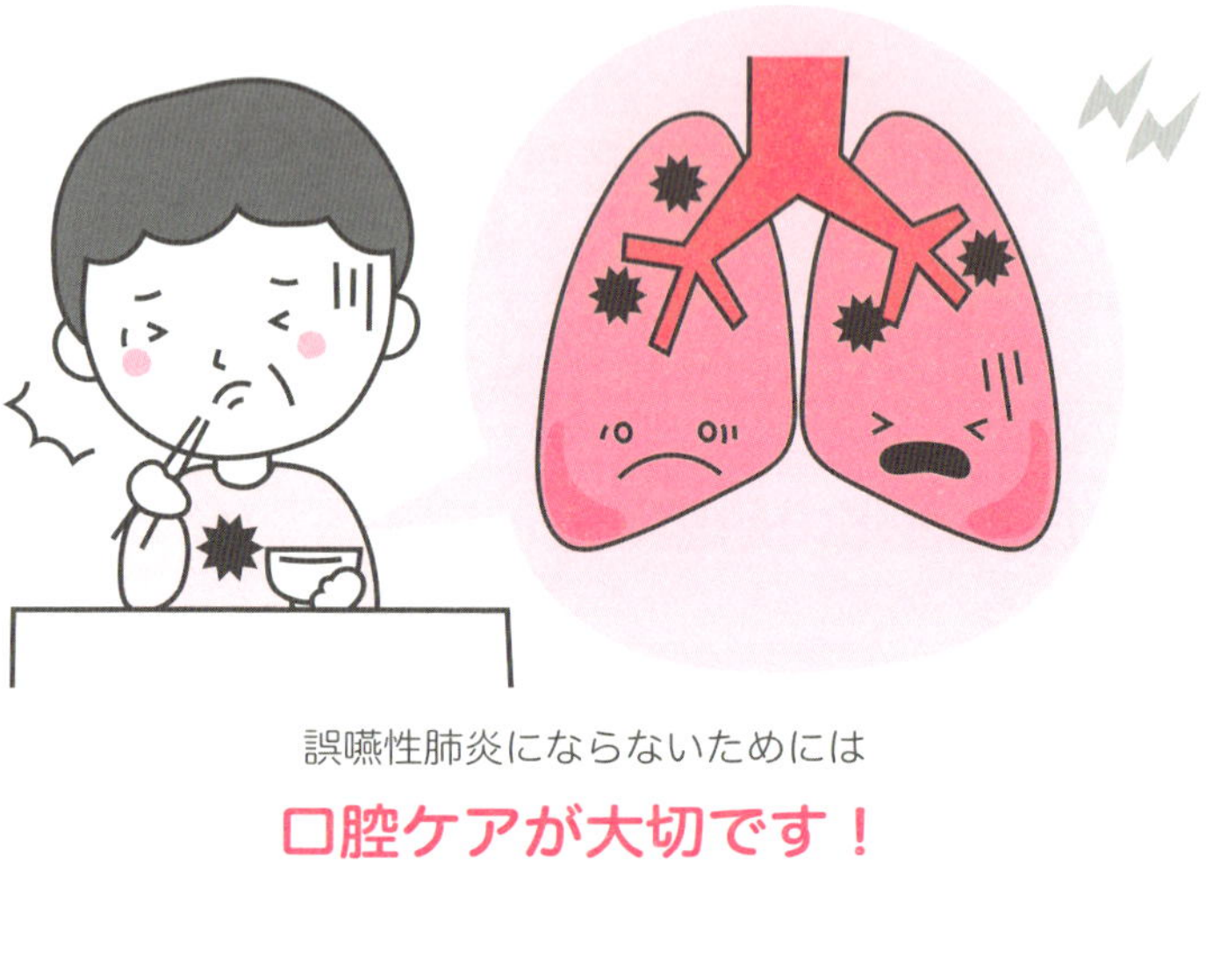

誤嚥性肺炎にならないためには

口腔ケアが大切です！

非アルコール性脂肪肝

非アルコール性脂肪肝とは、お酒を飲まないにもかかわらず脂肪が肝臓に蓄積することによって、脂肪肝→慢性肝炎→肝硬変→肝臓ガンへと進行していく病気です。

一方、歯周病が進行すると、前述したように菌血症という状態になりますが、歯周病菌は血液中で数時間から10時間程度生存し、肝臓に到達するとそこで炎症を起こします。その結果、非アルコール性脂肪肝の病状をさらに悪化させてしまいます。

リウマチ

関節リウマチは、日本では国民の1％程度がかかる病気ですが、自己免疫疾患の一種で、患者の免疫システムが正常に働かなくなることにより起こりま

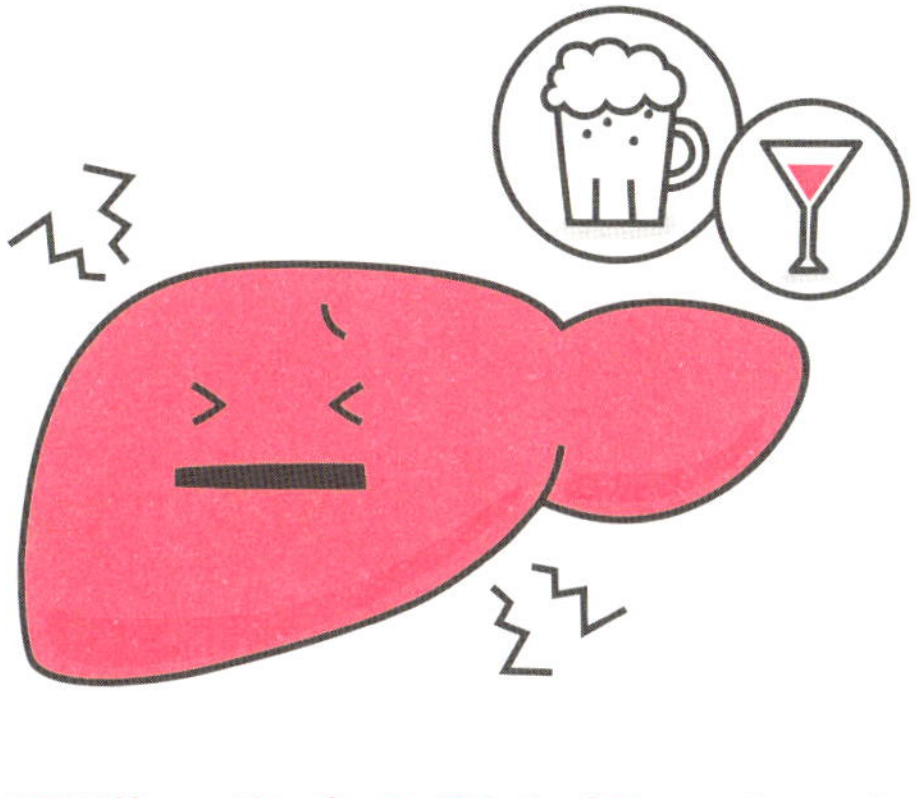

歯周病菌が**肝臓の炎症を引き起こすことも！**

す。

そのリウマチの患者が歯周病にかかっていることが多いことから、かねてから、歯周病とリウマチの関連性が指摘され、研究も進められていました。

たとえば、京都大学の研究グループは、約1万人の健常者を対象とした疫学調査と、京大病院リウマチセンターを未治療・未診断で受診した72名の関節痛患者を追跡調査した結果を2015年に発表しました。

それによると、歯周病をもつ関節痛患者が、その後、関節リウマチと診断されて抗リウマチ治療を開始するケースが、歯周病のない患者に比較して約2・7倍も高くなっていたそうです。この数字は、歯周病が明らかにリウマチを引き起こすリスクを高くしていることを示しています。

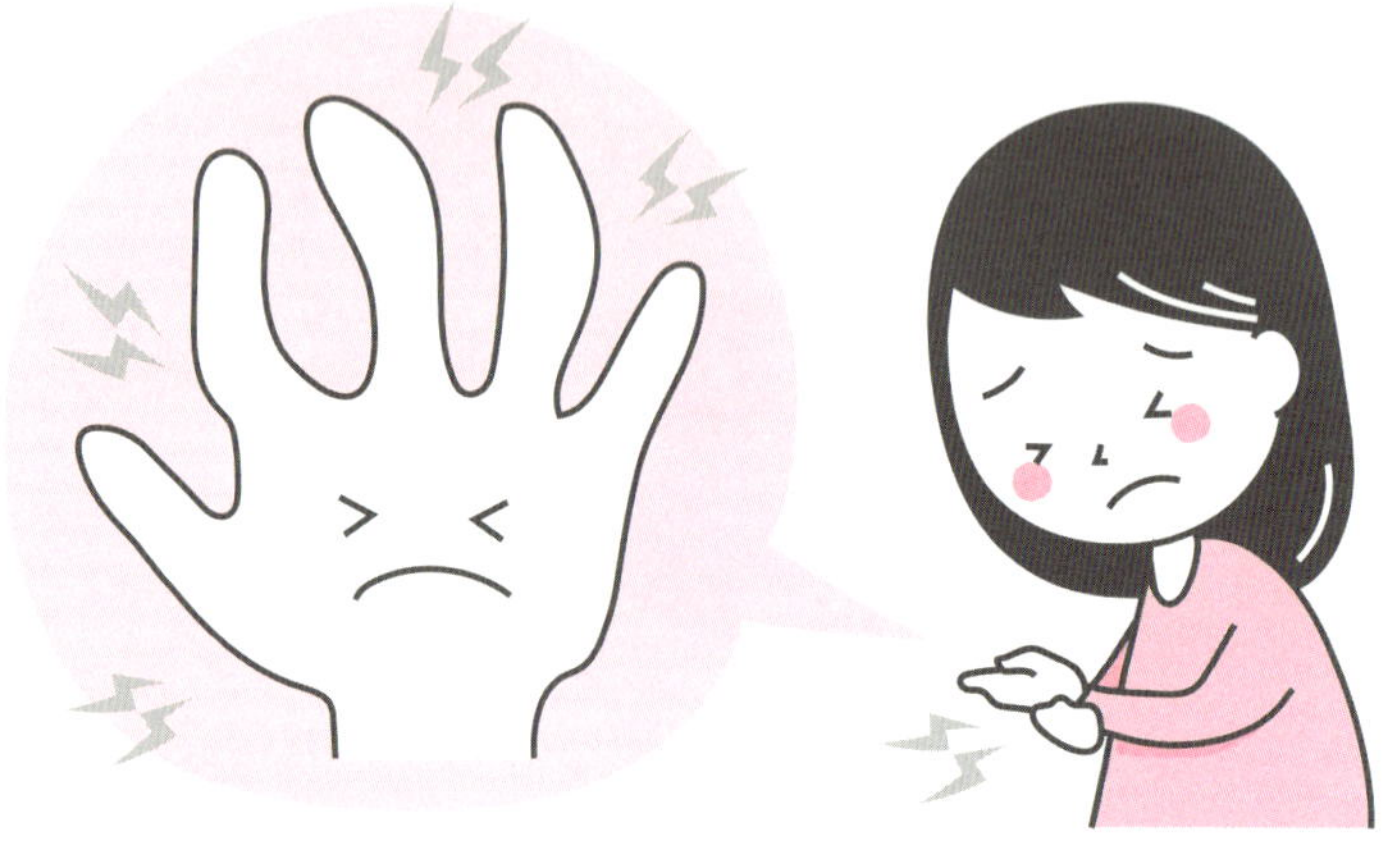

歯周病をもった人は**リウマチになりやすい！**

●アルツハイマー病

２０１３年、名古屋市立大学大学院の道川誠教授らの研究チームは、マウスの実験で、歯周病が認知症の一種であるアルツハイマー病を悪化させることを明らかにしました。道川教授らが、健康なマウスと歯周病菌に感染させたマウスの脳を調べたところ、歯周病菌に感染させたマウスの海馬（脳の記憶をつかさどる部分）には、すぐにアルツハイマー病の原因となるタンパク質が沈着し始め、感染後約４か月間で、その面積で約２・５倍、量で約１・５倍にまで増加していたそうです。

また、日本大学歯学部の落合邦康特任教授（口腔細菌学）らの研究チームは、２０１７年に、歯周病菌がつくる酪酸をラットに注射して調べたところ、アルツハイマー病の原因物質とされる鉄、過酸化水素、遊離脂肪酸、さらにはアポトーシス（細胞死）

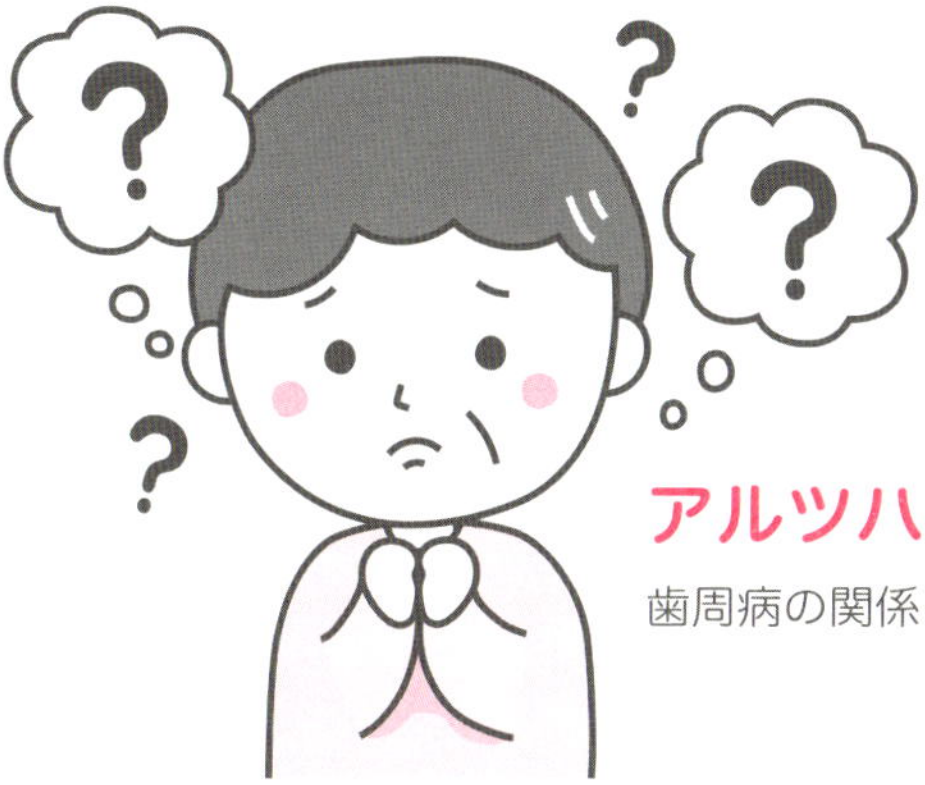

アルツハイマー病と
歯周病の関係も明らかになりつつあります！

を誘導するタンパク質分解酵素のカスパーゼの濃度が平均87％も上昇した他、アルツハイマー病の患者の脳神経細胞内で物質輸送に関わるタウというタンパク質の量が平均42％も増加することを確認したと発表しました。

そして落合特任教授は、「歯周病患者の歯周ポケットからは健常者の10〜20倍もの酪酸が検出されることから、歯周病巣の酪酸が長期間にわたって脳内に取り込まれると、アルツハイマー病を引き起こす一因になるので、早めに治療をするべきだ」と指摘しています。

●早産

中・重度の歯周病にかかっている妊婦は早産の危険が7・5倍も高いといわれており、低体重児出産の一因にもなっているといわれています。

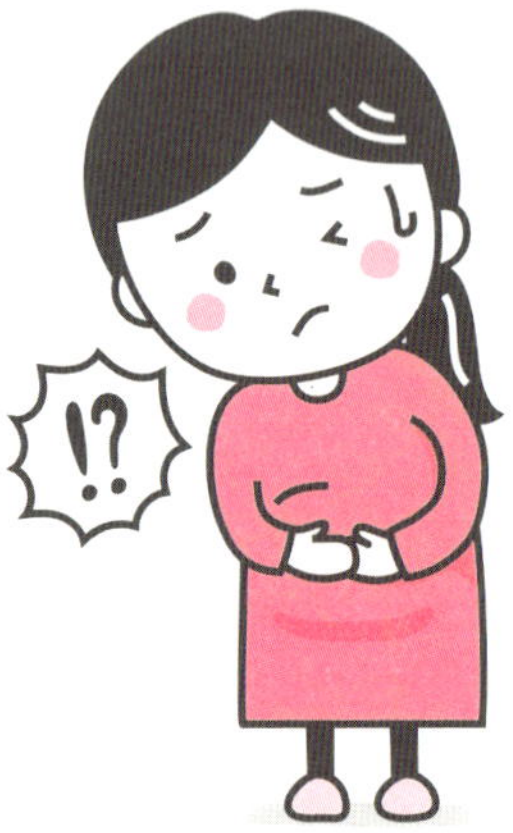

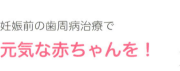

妊娠前の歯周病治療で

元気な赤ちゃんを！

妊婦が歯周病の場合、口の中の歯周病菌が増加し、その結果、前述したように血液中のアディポサイトカインと呼ばれる物質が増加します。そして、それにより、子宮筋の収縮が促され、早産に結びつくと考えられています。

事実、妊婦に対して歯周病治療を行うと、早産の発生率が目に見えて下がることが報告されています。

●肥満

歯周病菌が出す毒素のひとつに「リポ多糖」があります。このリポ多糖をマウスの皮下に4週間連続して注射した結果、肝臓に脂肪が沈着し、肥満へと結びつきました。

歯周病になると、歯周病菌から出たリポ多糖が、歯肉の炎症部分から血液中に入り込んでいきます。その結果、歯周病があると肥満に結びつくと言われ

要注意！　歯周病菌は

肥満の原因にもなっています！

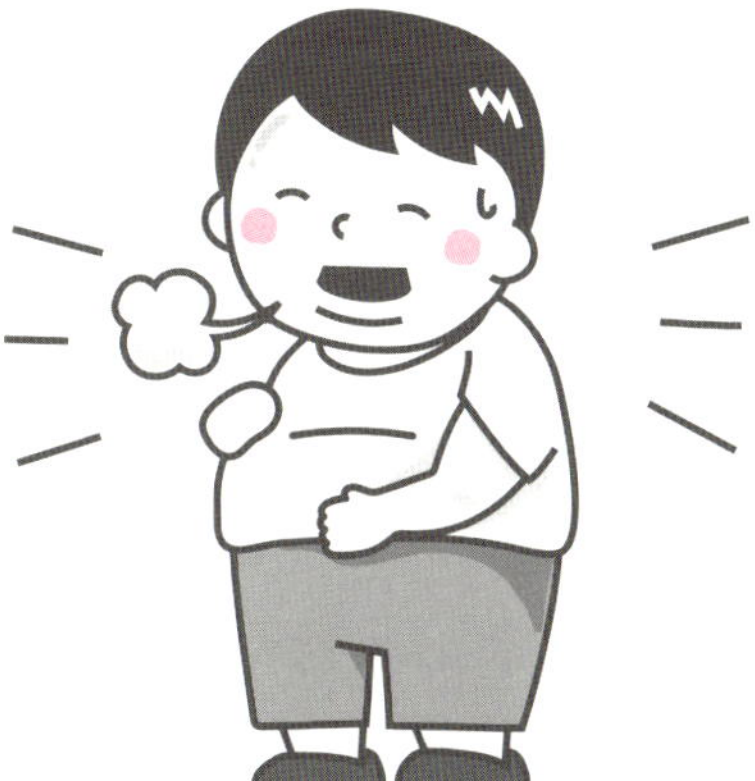

ています。

逆に、肥満が歯周病を悪化させる可能性も指摘されています。脂肪組織でつくられるアディポサイトカインの一種、ＴＮＦ－αという物質は、歯を支える骨（歯槽骨）を溶かし、歯周病を発症、進行させる作用がありますが、肥満の人は、脂肪組織が多いためにＴＮＦ－αがより多くつくられます。

その結果、歯を支える骨はより多く溶かされ、歯周病が発症・進行しやすくなると考えられています。

第3章

急増する子どもたちの歯並び異常

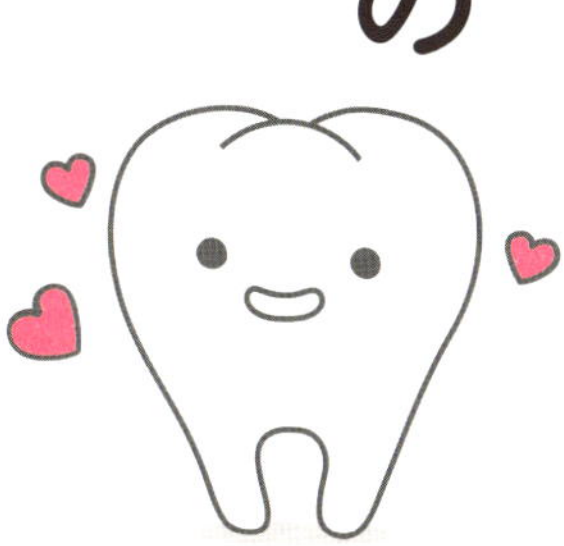

変わってきた日本人の顔

現代人は、歯の大きさが平均的に大きくなってきているにもかかわらず、あごの発育が悪くなってきており、その結果、歯並びの悪い子どもがどんどん増えています。

それを象徴するのがテレビでよく見るタレントさんたちの顔の変化です。最近の若手のタレントさんと、ベテランの俳優さんの顔を比較すると、若いタレントさんのあごがどんどん細くなっています。たとえば、高橋秀樹さんや西田敏行さんなどのように、しっかりしたあごの持ち主がどんどん少なくなり、ほっそりしたあごのタレントさんばかりが目につくようになっています。

その背景にある原因のひとつとして食生活の変化が指摘されています。

たとえば、東京大学名誉教授で日本顔学会会長も務めたことのある原島博先生は、**戦後の日本人は柔らかいものしか食べなくなったことに加え、かつては1時間くらいかけて食事をしていたのが、今では5分、10分で食事をすますようになり、かむ回数が極端に減ったため、しだいに咀嚼能力が弱り、あごが発達しなくなって小さくなった、**と指摘しています。

そういえば、江戸時代、徳川幕府の歴代将軍は歯並びが悪かったそうです。当時はよくかまなければ食べられない食品が多かったはずですが、将軍になった人たちは、手をかけて調理された、かむ必要性の少ない、当時としては特別な食事を摂っていたことが原因だそうです。

東京大学理学部の鈴木尚名誉教授は、『骨は語る　徳川将軍・大名家の人びと』（東京大学出版会、一九八五年）で、やわらかく栄養の偏った食事をしていた徳川家の将軍には、「貴族形質」と呼ばれる、あごの退化傾向が見られ、歯並びの悪さ、歯周病、虫歯などが多かったと分析しています。

たとえば、第十四代将軍の徳川家茂《いえもち》は典型的で、あごが小さく、反っ歯で、虫歯も多かったそうです。ちなみに家茂は、ようかん、氷砂糖、

●日本人の顔の過去・現在・未来

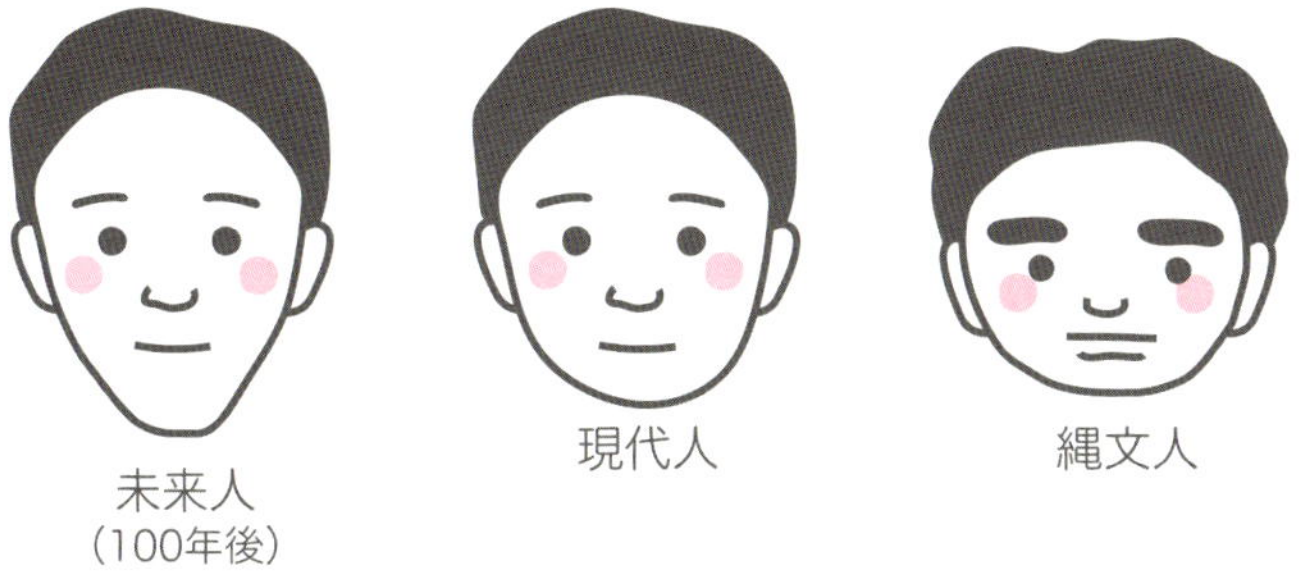

未来人の**あご**は、もっと細くなるといわれています

金平糖、カステラ、懐中もなかなど甘いものが大好きでしたが、後に遺骨を調べたところ、残っていた31本の歯のうち30本が虫歯にかかっていたとか。

その家茂は、かねてから病気がちでしたが、1858年（安政5年）に将軍になった後、1866年（慶応2年）に21歳（満20歳）で病死、その後、徳川慶喜が第十五代将軍となり、江戸幕府は幕を閉じることになりました。

かまずにすむ柔らかいものばかり食べていると、あごの成長が阻害されて歯並びが悪くなり、虫歯や歯周病のために口の中が不衛生になってしまいます。おそらく、家茂が健康を害した大きな理由のひとつは、そんな食生活にあったと考えられます。

徳川家康と徳川家茂の肖像画を並べて見ても、顔立ちの変化はあきらかです。あごが小さくなって小顔になったと喜んでいてはいけません。

将軍の顔は**ガッチリした武将顔**から
あごが退化した**貴族顔に！**

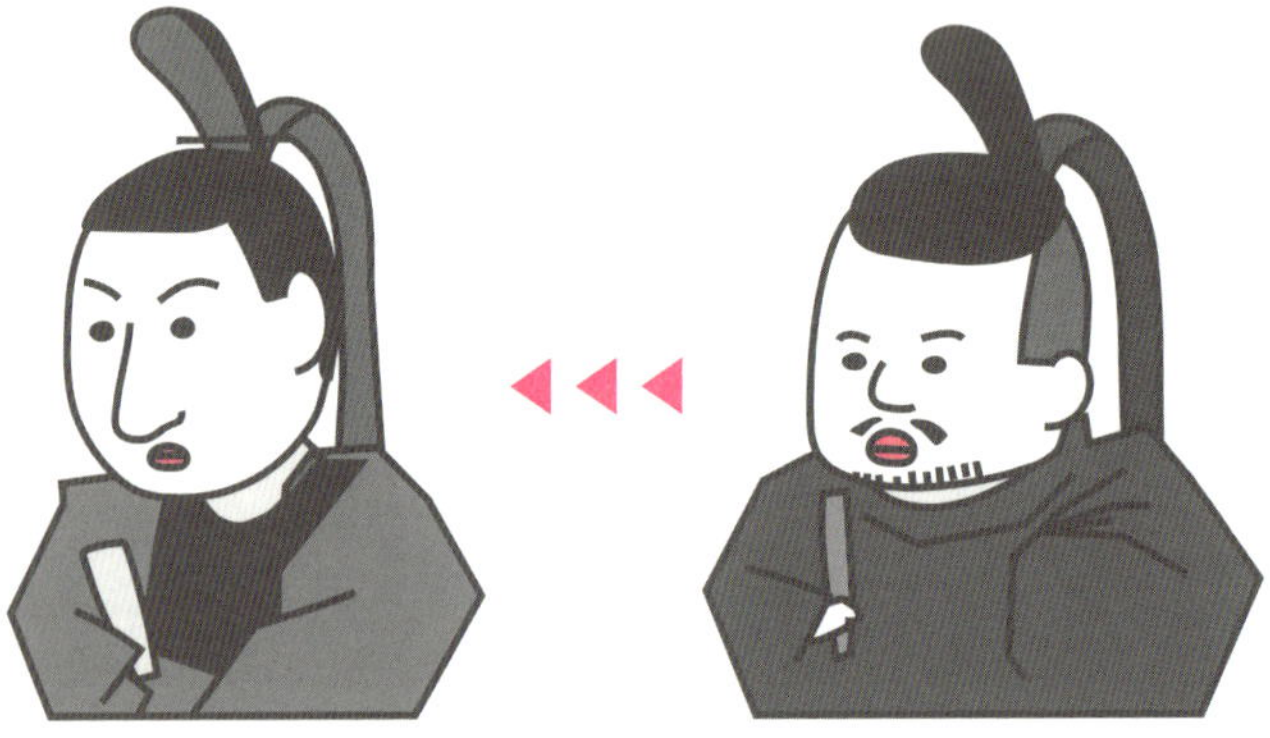

3分の1の子どもの歯並びに問題が！

近年では、歯並びやかみ合わせなどになんらかの問題をもった子どもたちが増え続け、大半を占めるようになっています。

厚生労働省の「歯科疾患実態調査」の結果を見ても、子どもの歯並びやかみ合わせに異常が現れていることは明らかです。**直近の２０１６年の調査結果によると、12歳から20歳で「叢生《そうせい》」がある人は26・４％に上っています。**

叢生とは、あごのスペースが足りなかったり、歯が大きいために歯が重なって生えてしまっている状態のことで、たとえば八重歯《やえば》や乱杭歯《らんぐいば》もそのなかに含まれますが、歯並びの悪いことを示す代表的な症状です。**その叢生が12歳から20歳の４人にひとり以上の割合で見られるというわけです。**

さらに調査結果をよく見ると、より大きな問題が浮かび上ってきます。

叢生の有無を12歳から15歳に限ってみると、上あごのみの子は10・５％、下あごのみの子は6・6％、上あごにも下あごにも叢生があった子は10・５％で、叢生のある子が全体の27・６％

となりますが、12歳から20歳までの割合26・4％より1・2ポイントも高いのです（グラフ参照）。

つまり、それだけ12歳から15歳の子たちの歯並びが悪くなっているということで、近いうちに3人にひとりという割合になることが心配される勢いです。

「単に歯並びが悪いだけなら、見栄えだけの問題じゃないか」という人もいるかと思いますが、実は叢生の人はかなりの比率で次のような「不正咬合《こうごう》」を伴っています。主な不正咬合の種類について、次ページから紹介します。

●12〜15歳児の歯並び（叢生発生の状況）

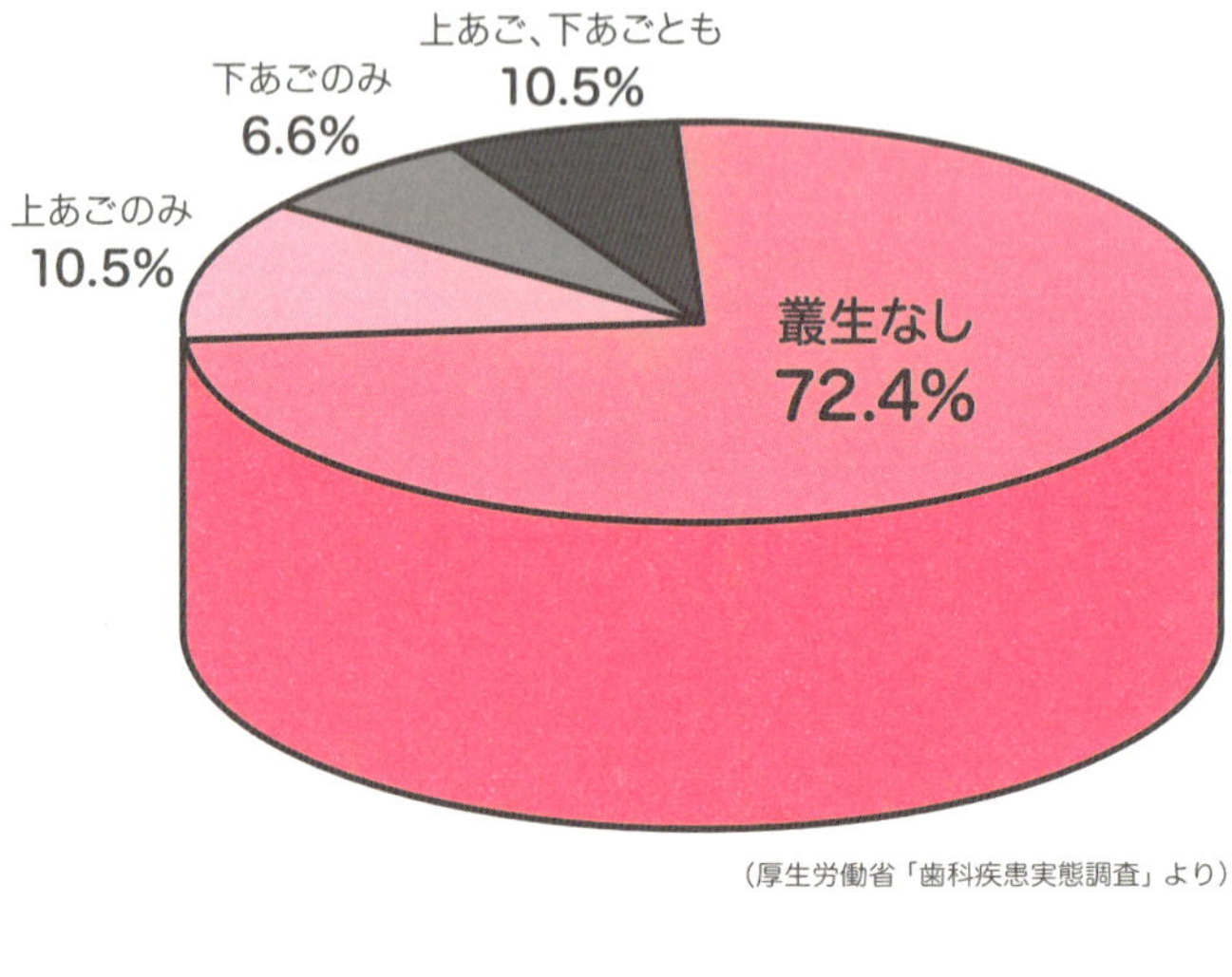

（厚生労働省「歯科疾患実態調査」より）

叢《そう》生《せい》

　叢生とは、歯の大きさと、歯が並ぶあごの大きさがアンバランスなために、あごに歯が並びきらず、何か所かで重なっている状態です。

　一般に乱杭歯と呼ばれることが多く、犬歯があとから生えてくるために生じる八重歯などがあります。

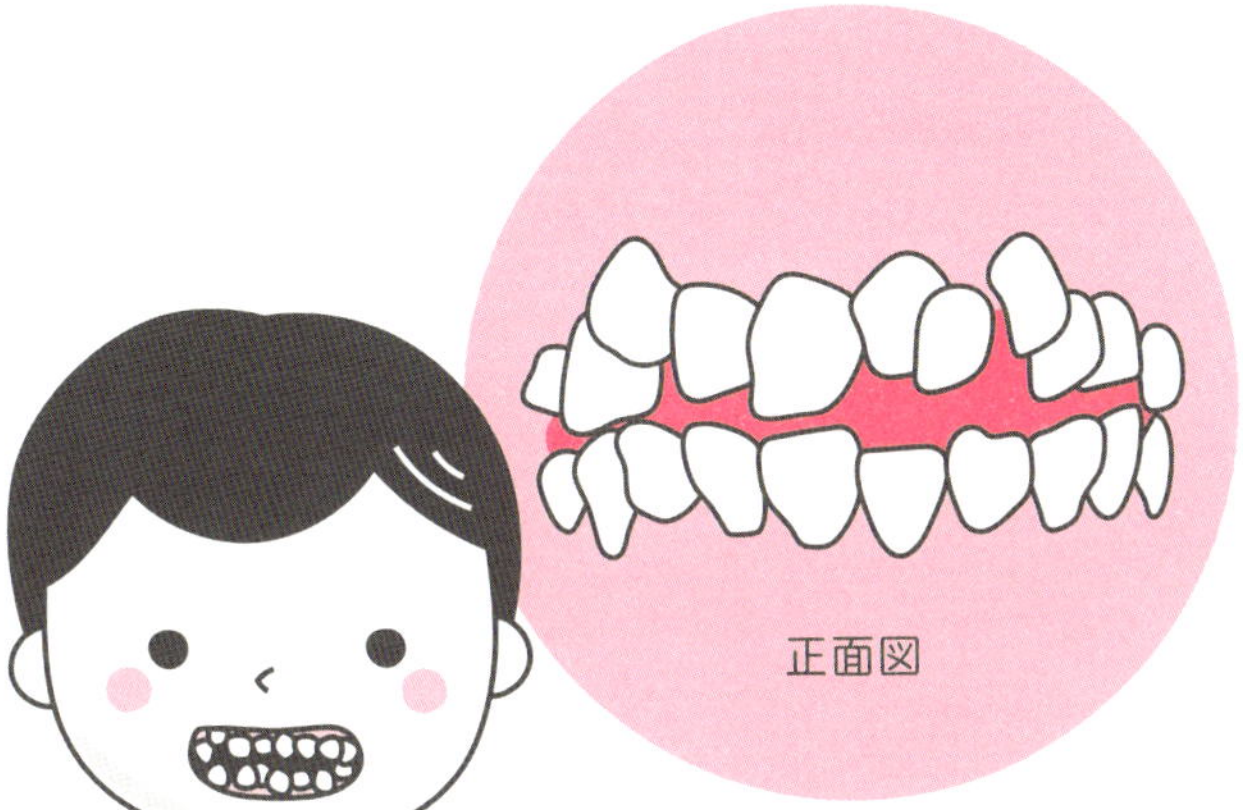

開咬《かいこう》（オープンバイト）

歯をかみ合わせたとき、奥歯はかみ合うものの、前歯がかみ合わず、開いたままになる症状です。そのため、前歯で食べ物をかみ切ることができませんし、空気がもれるために発音に影響が出たりします。

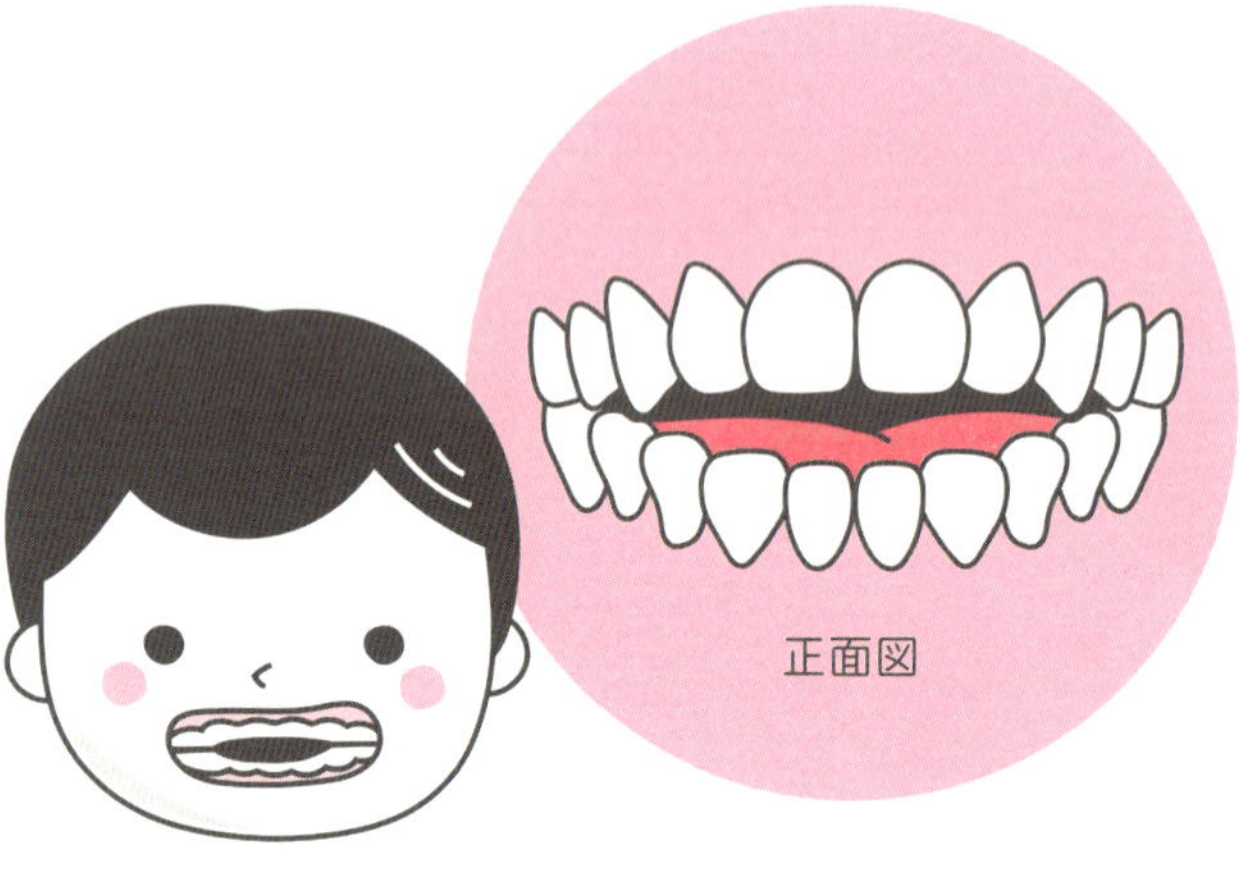

正面図

下《か》顎《がく》前《ぜん》突《とつ》

上の前歯より下の前歯が大きく前に出る症状で、いわゆる受け口のことです。容貌に影響を与えるだけでなく、食べ物がかみにくいし、発音にも影響を及ぼします。

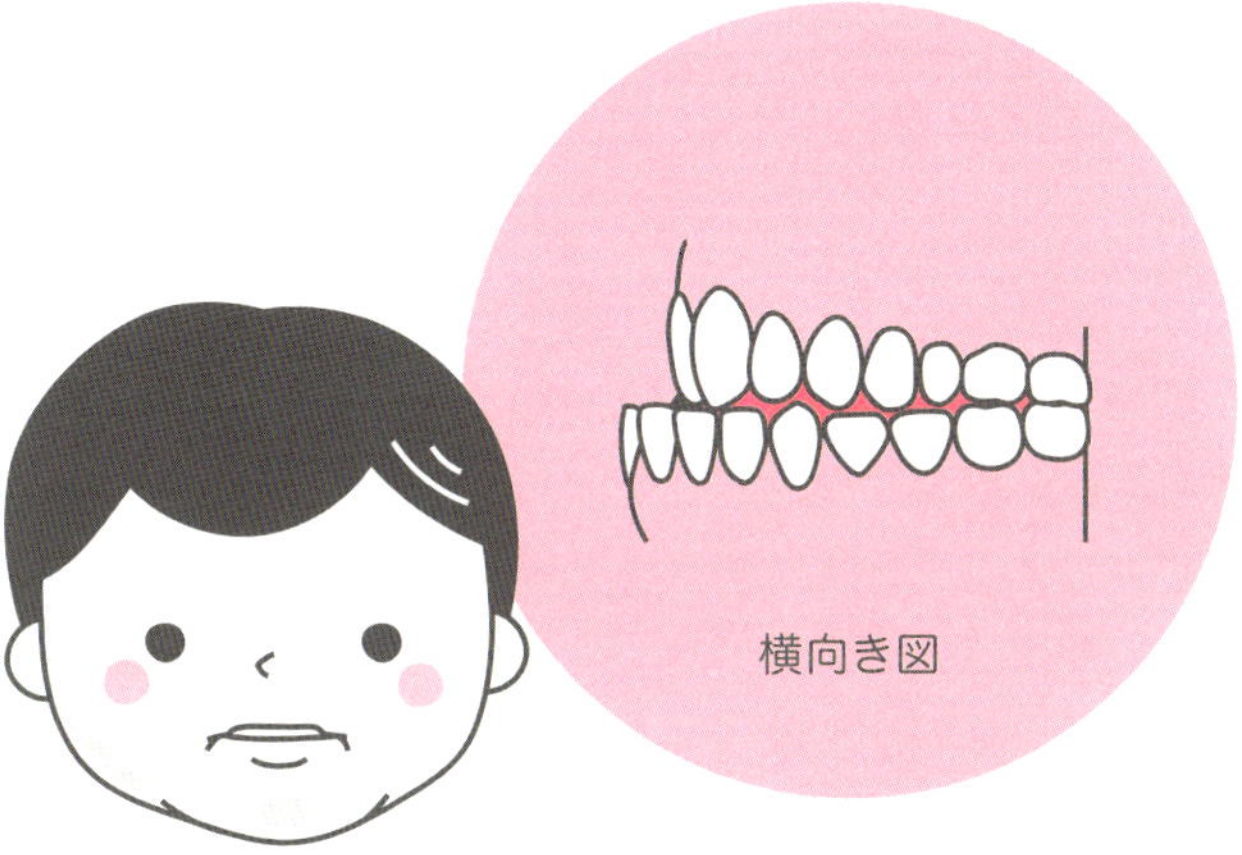

上顎前突《じょうがくぜんとつ》

上の前歯や上あごそのものが前に突き出る症状です。いわゆる出っ歯ですが、唇を閉じることができず、口の中が乾燥するため、細菌が繁殖しやすくなり、虫歯や歯周病の大きな原因となります。

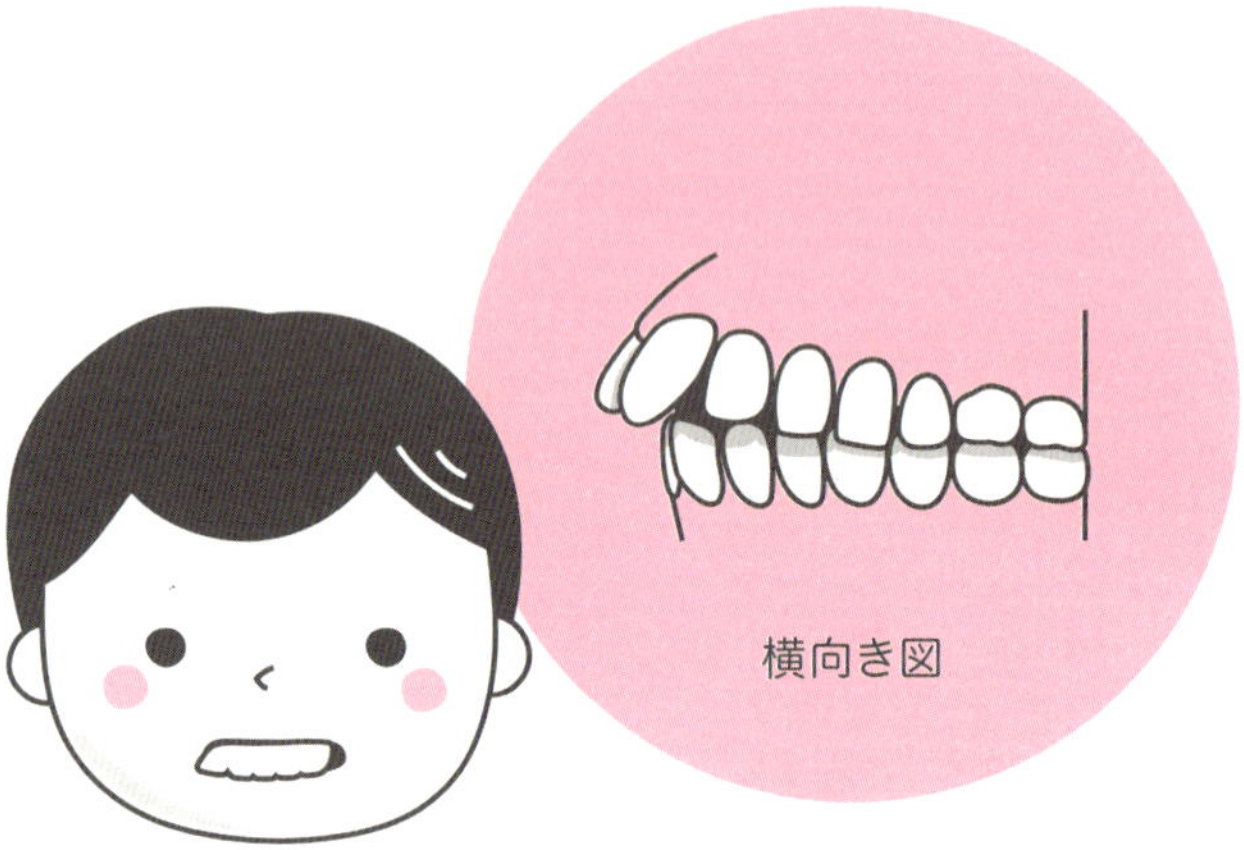

過蓋咬合《かがいこうごう》

上の歯が下の歯に覆いかぶさってしまう症状です。食べ物がかみづらくなりますし、歯茎を傷つけたり、歯の摩耗を早くしたりするなどの悪影響が出てきます。

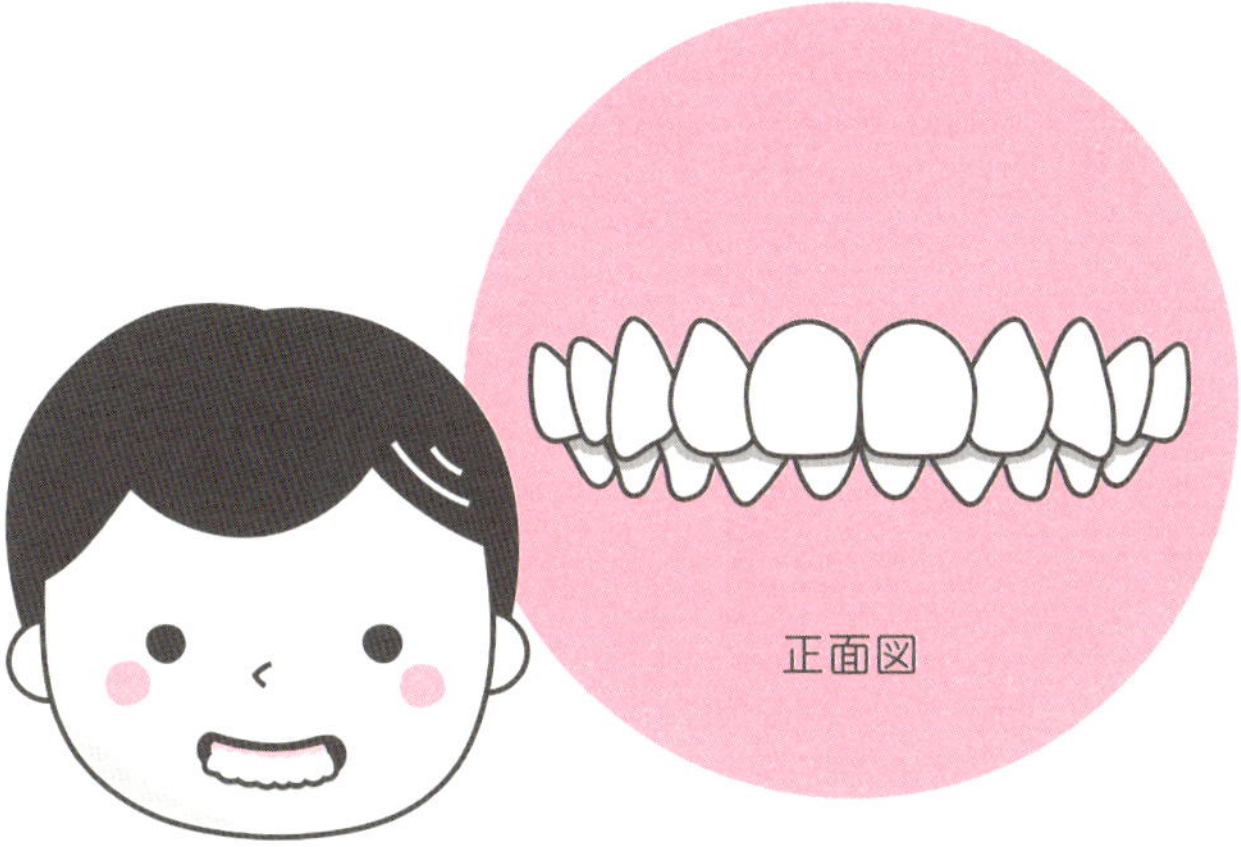

空隙歯列《くうげきしれつ》

　あごが小さかったり、歯が大きかったり、あるいは歯の数が少なかったりすることで、歯と歯の間にすき間ができてしまう症状で、すきっ歯と呼ばれます。食べ物がかみづらくなりますし、歯と歯の間に汚れがたまりやすく、虫歯などの原因となってしまいます。

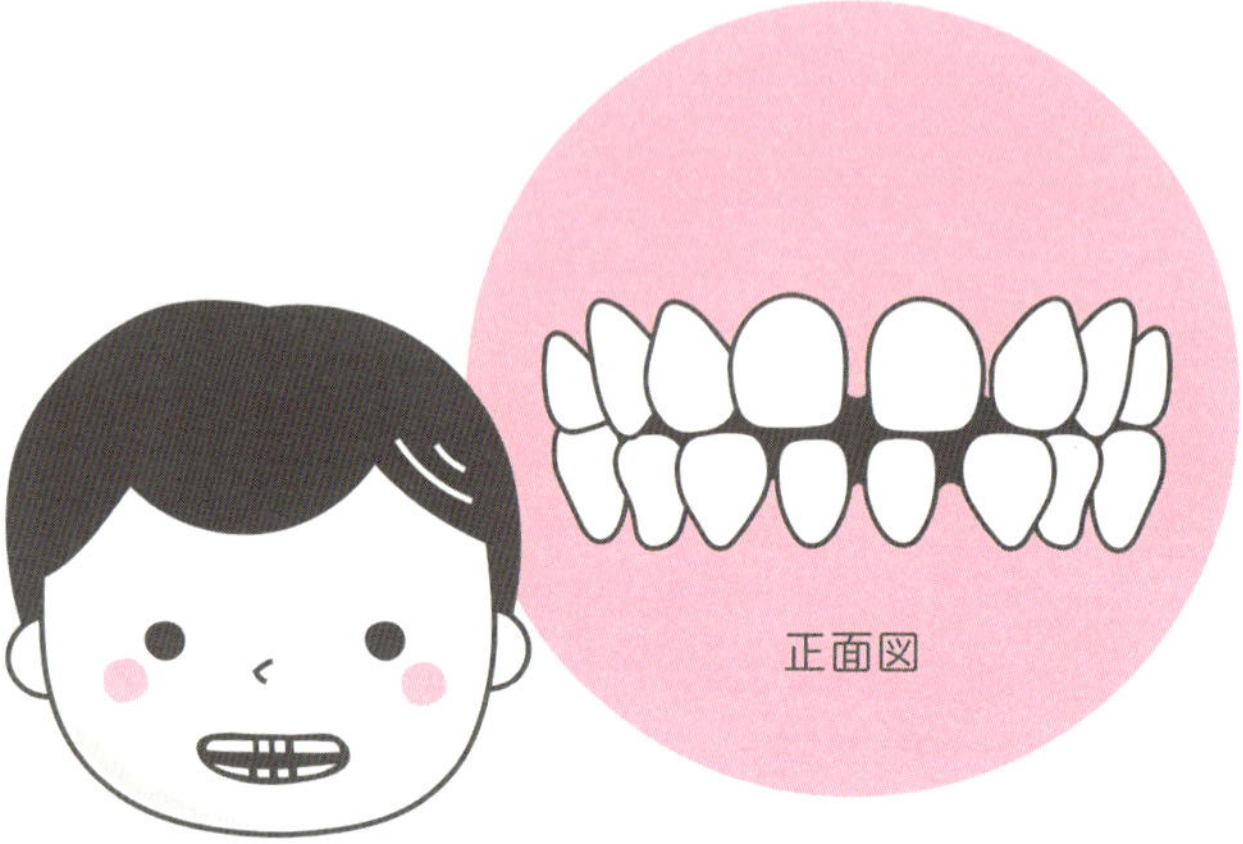

交叉咬合《こうさこうごう》

交叉咬合とは、上下の歯をかみ合わせたときに歯列が揃わず、いずれかの歯が交叉して上の歯よりも下の歯が外側に出てしまう症状です。多くの場合、あごが左右どちらかにずれて、かみ合わせが上下逆になっています。ものをうまくかむことができず、頭痛や肩こり、顔が非対称になるなどの影響が出てきます。

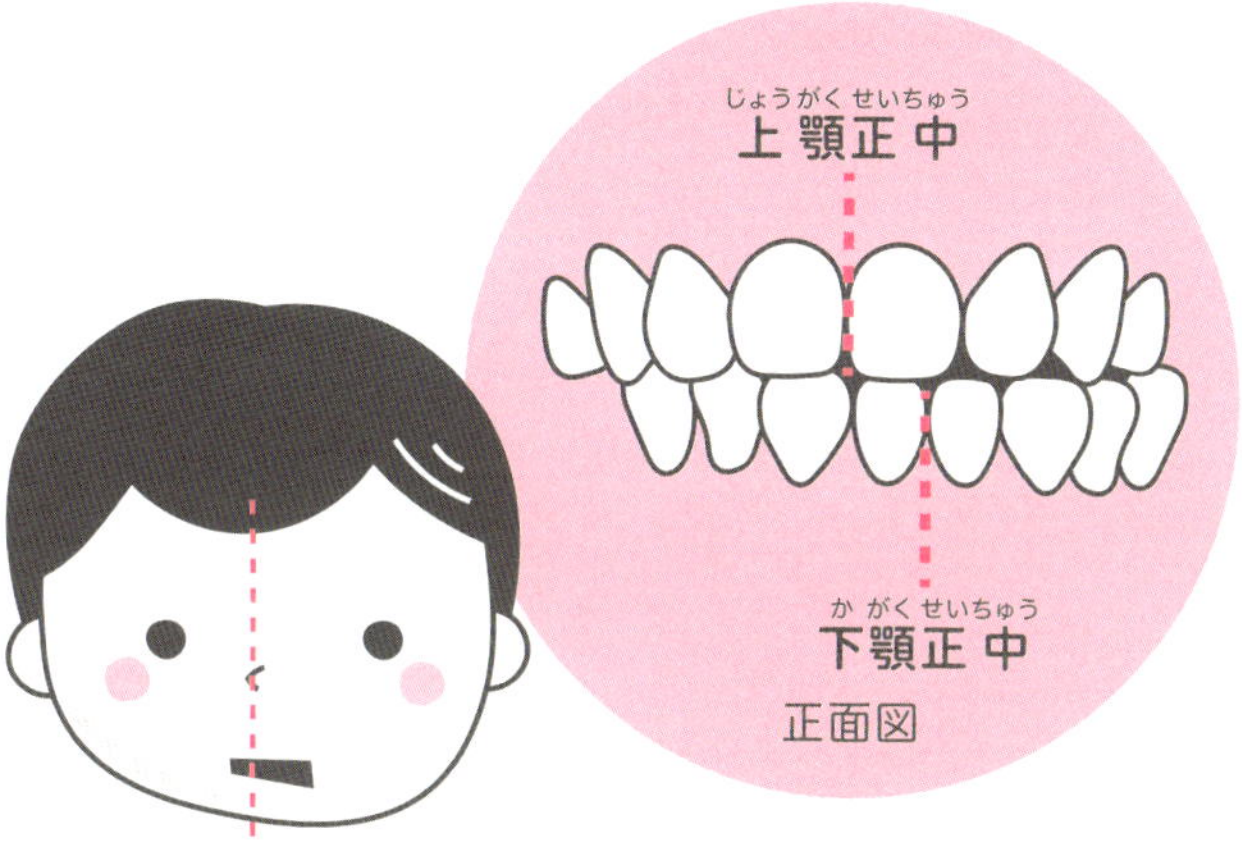

子どもの歯並びは親が守ろう

近年のさまざまな研究結果をふまえ、多くの歯科医は、**歯並びやかみ合わせの異常の原因は、そのほとんどが遺伝ではなく、生まれてからの子育ての最中に生じるさまざまな要因による**ものだと考えるようになっています。なぜなら、遺伝であれば、これほど急激に増えることはありえないからです。厳しいいい方をすれば、**親の無知や不注意が、子どもの将来をダメにしている**ともいえるでしょう。そして残念なことですが、ひどくなった不正咬合は、歯科医に行って長い時間と費用をかけて治療してもらうしかありません。

しかし、親が注意することによって、子どもの不正咬合を軽度のうちにくいとめたり、あるいは不正咬合にならないように予防してあげることは十分に可能です。親がほんのちょっと気をつけるだけで、子どもの歯並びをきれいに育て上げ、その将来をどんどん明るいものにしていくことができるということです。

次章では、子どもの虫歯や不正咬合を防ぐための具体的な方法を紹介していきましょう。

第4章

わが子の歯並びを美しくする11のテクニック

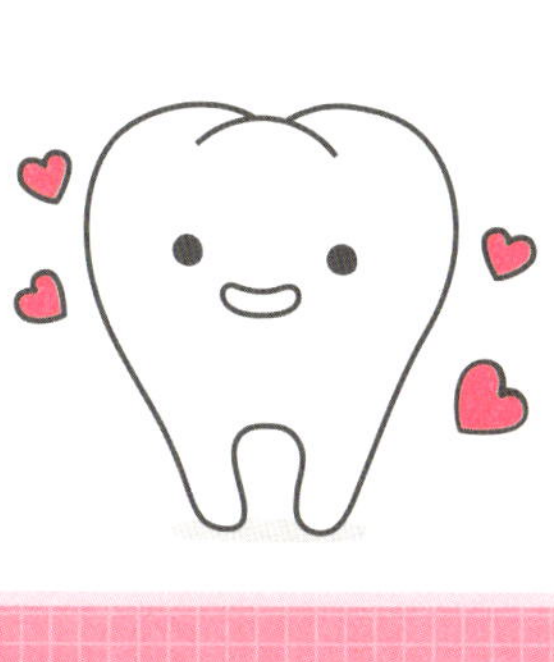

1 妊娠したら歯科医でチェック

妊娠中の歯科治療ができないのではないかと心配している女性が多いようです。麻酔やレントゲンなどの胎児への影響も心配だというわけです。

しかし、実は妊娠中でも歯科治療は可能です。むしろ、**妊娠中に歯を治療せず、出産後までそのままにしておくと、虫歯や歯周病を悪化させてしまうこともありますし、生まれてくる赤ちゃんにも悪影響を与えてしまうリスクがあります。**

ですから、出産を決意したら、あるいは妊娠がわかったら、まず歯科医で自分の歯の健康具合をチェックしてほしいと思います。

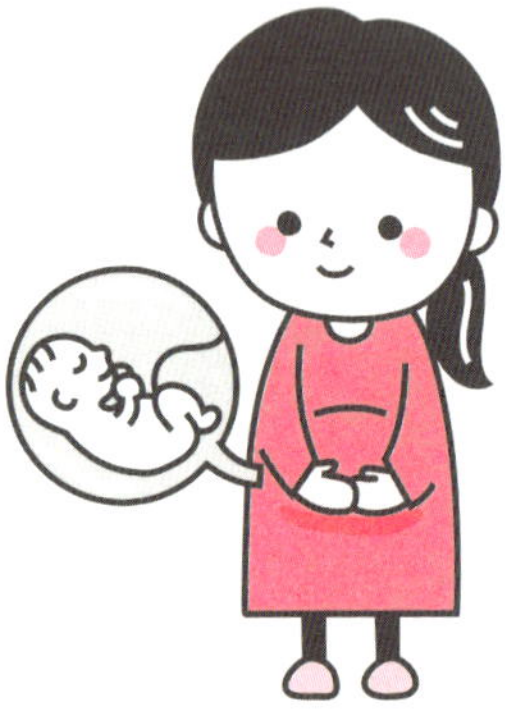

妊娠中には、たとえば次に挙げるような理由で、歯のトラブルに見舞われやすいのです。

①つわりで歯をきちんと磨けなくなってしまう。
②つわりで吐いたり、酸っぱいものを好んで摂るようになるため、口の中が虫歯の繁殖しやすい酸性に傾きがちになる。
③食べ物を口にする回数が増え、歯が再石灰化（溶け出した歯をもとの状態に戻す働き）する時間が短くなり、虫歯になりやすくなる。
④ホルモンバランスが変わるため、唾液がねばつくようになり、歯周病菌の繁殖が進んでしまう。
⑤妊娠してからは、忙しくなり、なかなか歯医者に行けなくなってしまう。

前述したように、妊娠中のお母さんは、虫歯や歯周病のリスクが急激に高まります。そして、口の中で繁殖した虫歯菌や歯周病菌が体内に入り込んで、早産や、低体重児出産を引き起こす可能性まであることは、第2章で指摘したとおりで、そのリスクは喫煙や飲酒より高いと指摘する研究者もいるほどです。

それだけに、まずはお母さん自身が歯の健康を守ることが大切です。それが赤ちゃんを虫歯や歯周病から守る第一歩になるのです。

つわりがひどいときには、次のような工夫をして、お母さん自身の口の健康を守ってほしいと思います。

●体調のいいときに歯磨きを

歯磨きする時間を決めている人が多いと思いますが、つわりがひどいときには無理に時間どおりに歯磨きをしなくても構いません。あまり神経質にならず、調子が悪いときには、水や市販のマウスウォッシュで口をすすぐ程度にしておき、調子がいいタイミングを見計らって歯磨きすればいいでしょう。

●歯磨剤を替えてみる

歯磨剤《しまざい》（歯みがき剤）にもいろいろな種類が

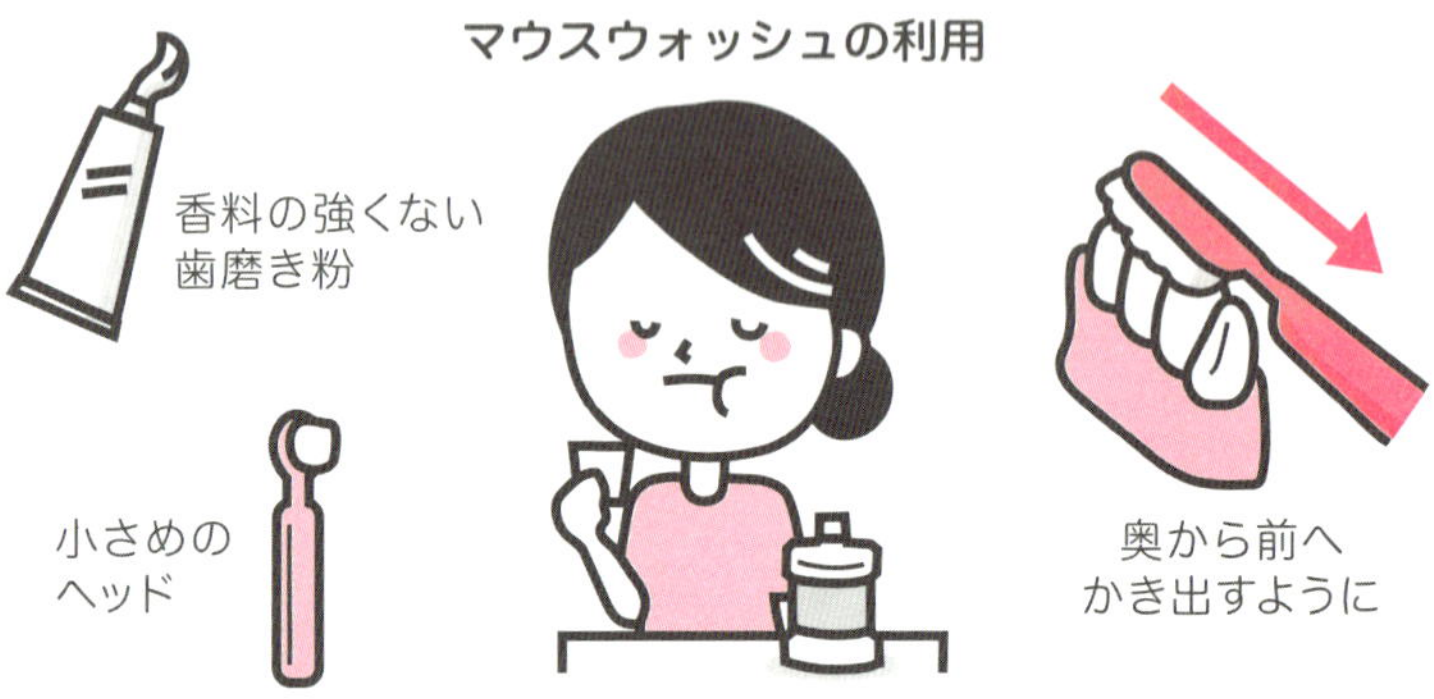
マウスウォッシュの利用
香料の強くない
歯磨き粉
小さめの
ヘッド
奥から前へ
かき出すように

つわりのときの歯磨きはこんなふうに

あり、香りや口触りもさまざまです。自分に合った歯磨剤を探しましょう。また、どうしても合う歯磨剤が見つからないときには、歯磨剤をつけずに歯磨きしてみましょう。

●歯ブラシを替えてみる

歯ブラシが喉の周辺や舌に触れることが吐き気をもよおすきっかけになることも多いので、歯ブラシのヘッドを小さいものに替えてみては？　たとえば、子ども用の歯ブラシなどを試してみてもいいでしょう。

●歯磨きの姿勢は下向きに

歯磨きするとき、前かがみになり、下のほうを向いて歯磨きをすると楽だったという人が多いようです。歯磨剤が喉の奥まで入らず、刺激が少なくなるからでしょう。同様に、歯ブラシをあまり口の奥まで入れないようにして奥から前にかき出すようにするのも吐き気を抑えるのに効果的です。しっかり磨けない分、しっかり口をすすぐようにします。

2 母乳育児で子どものきれいな歯並びを

赤ちゃんを母乳で育てることも、歯並びをきれいに育てる方法のひとつです。

赤ちゃんは、お母さんの乳首を吸うとき、下あごを前に出して上下運動をしています。おっぱいを吸うといいますが、決して吸引しているわけではなく、くちびると舌で乳首を取り込み、舌で乳首を上あごに押しつけて搾り出しているのです。

この動きは、赤ちゃんのものをかむ筋肉（咀嚼筋《そしゃくきん》）を鍛え、いずれ固形物を摂るようになったときに役立ちます。

ところが、吸引型の哺乳瓶では、咀嚼筋がうまく鍛えられませんし、歯並びを悪くする原因となってしまいます。

お母さんのおっぱいからお乳を飲むとき、赤ちゃんは前述したように、舌でお母さんの乳首を口蓋《こうがい》に押しつけるように動かしているのに対し、吸引型の哺乳瓶で飲むときには、舌を下あご前歯の下側につけるように動かさなければなりません。

そのため、上あごの発育が悪くなり、結果的に歯並びも悪くなってしまうのです。

そうなると、離乳食をうまく食べられないだけでなく、その後のあごや歯の発達に悪影響を及ぼします。母乳が出ないときには、**おっぱいを吸うときと同じような筋活動が行える咬合型《こうごうがた》乳首を使うようにしてほしい**と思います。

どんな製品があるかは歯科医に聞いてみるといいでしょう。

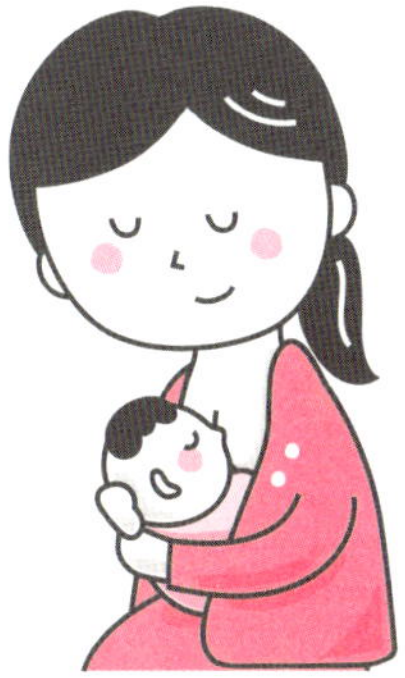

母乳育児と咬合型乳首で

子どものきれいな歯並びを！

咬合型乳首

乳首をくわえる位置の内側に弁がついているので、母乳を飲むときと同じような筋肉の動きで飲むことができます。

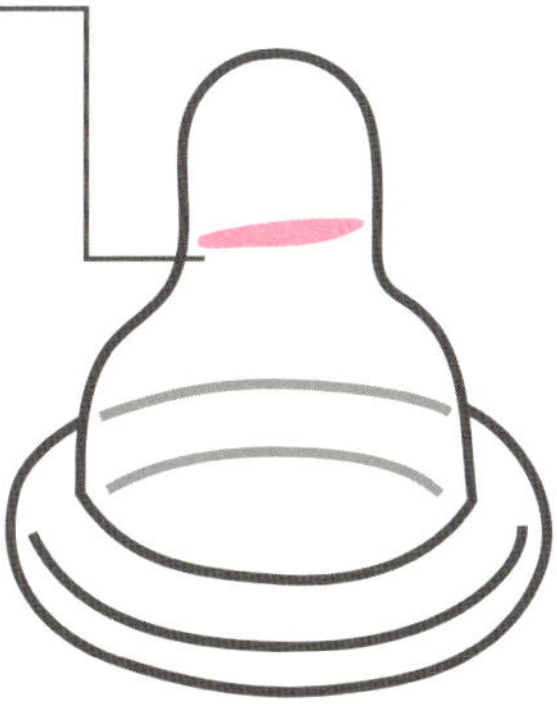

3 親から子どもへの虫歯菌感染に注意！

そもそも、生まれたばかりの赤ちゃんの口の中には、虫歯菌も歯周病菌も存在していません。生まれてから3年ほどの間に、キスをしたり、口移しでものを食べさせたり、食器を共有したり、あるいは熱いものをフーフーと息を吹きかけて冷ましたりしているうちに唾液を介して感染してしまうのです。

また、近年、ピロリ菌の感染も問題になっています。胃潰瘍や胃炎、胃ガンの原因になるとされている菌で、日本の場合、50歳以上の人のうち約80％が保菌しているといわれています。この**ピロリ菌も生まれたばかりの赤ちゃんは保菌していませんが、5歳ぐらいまでに感染するといわれています。**

でも、神経質になりすぎるのは問題です。なんといっても、親と子のスキンシップは子どもの心の発育には必要不可欠なことですし、お母さんにとっても大切です。

お母さんもまた、子どもとのスキンシップを通して成長し、より深い愛情を注げるようになるものですが、それを無理やり抑制すると強いストレスになるからです。つまり、あまりに神経質になるのは、母子ともに大きなマイナスにしかならないということです。

また、母子の関係を築くうえで大切なのが母乳です。お母さんが赤ちゃんにお乳を与えることで、母子間には緊密な関係が築かれていきます。

そればかりではありません。母乳は、赤ちゃんが成長していくための栄養を与えることはもちろんですが、それ以外に、赤ちゃんを病気から守る免疫を与えるという大切な役割も果たしています。

そもそも赤ちゃんは、お母さんのお腹の中にいる間は、胎盤を通してお母さんから免疫をもらっています。しかし、その免疫は出産後4～6か月で消失してしまいます。

そのため、赤ちゃんは自分自身で免疫をつくって

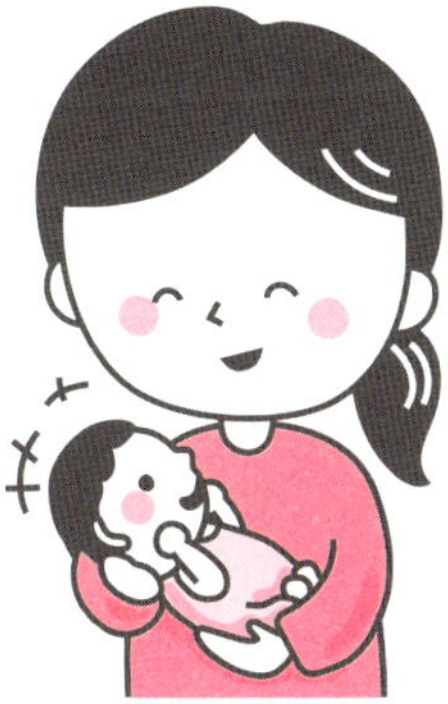

要注意！　お母さんが子どもに虫歯菌を感染させることもある！

いかなければなりませんが、すぐにつくれるわけではありません。そこで大切なのが母乳です。

赤ちゃんの母乳離れは、1歳を過ぎたころから始まりますが、前述したように、母乳には赤ちゃんが健やかに育つために必要な栄養が含まれているだけでなく、免疫力や成長を促す因子も含んでいますが、母乳離れをすると母乳による免疫が得られなくなってしまい、赤ちゃん自身が免疫機能をつくっていかなければなりません。

実はこの時期（1歳半〜2歳半）が大切です。子どもは、この時期に虫歯菌に抵抗する力をつけていかなければならないのです。逆に言うと、**免疫力が安定するまでの間の1歳半〜2歳半が虫歯になりやすいのです。**

つまり、1歳から3歳ぐらいまでの間、ミュータンス菌を防いであげさえすれば、虫歯に強い子どもになれるということになります。

そういう意味では、出産前にお母さんを含め、いっしょに生活する家族全員で虫歯や歯周病、あるいはできればピロリ菌の治療も受けておくといいでしょう。

繰り返しますが、**生まれてくる赤ちゃんのためにも、ご家族全員の口を健康にする**ことが重要なのです。

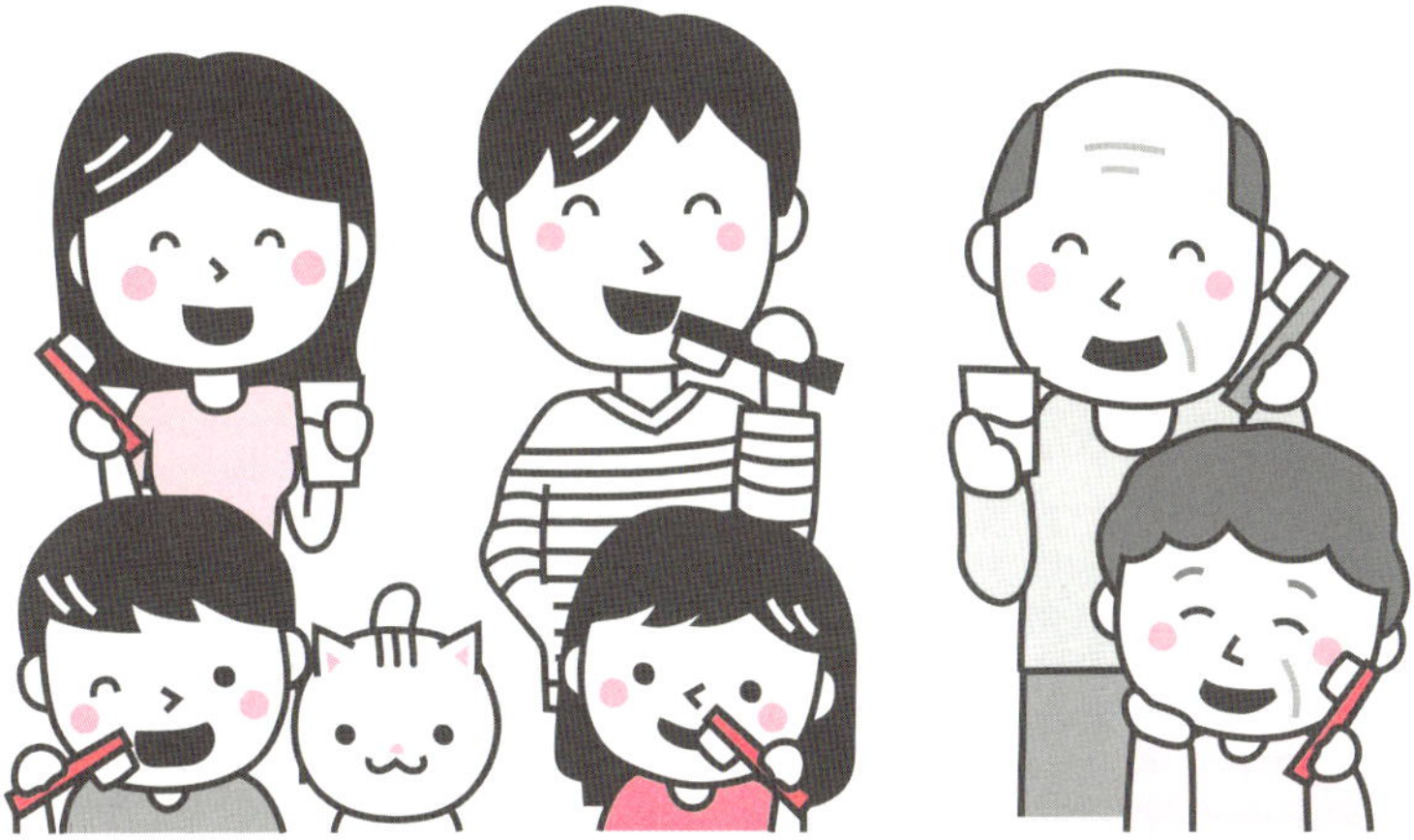

元気でかしこい子どもを育てるには、

家族みんなで口の健康を！

4 指しゃぶりを上手にやめさせる

赤ちゃんにとって指しゃぶりは自然な行動ではありますが、それが5歳ぐらいまで続くと歯並びを悪くする要因のひとつとなることは第1章で説明しました。

いったんついてしまった指しゃぶりのくせを直すのはたいへんです。なかなか止めないので、ついつい叱ったり、強制的に口から指を出そうとしてしまいがち……。でも、それが子どものストレスとなって、ますます指しゃぶりがひどくなってしまったり、隠れて指しゃぶりをするようになったりすることもあります。それでは本末転倒ですから、自然に指しゃぶりをしなくなるように、次のように工夫してあげることが必要です。

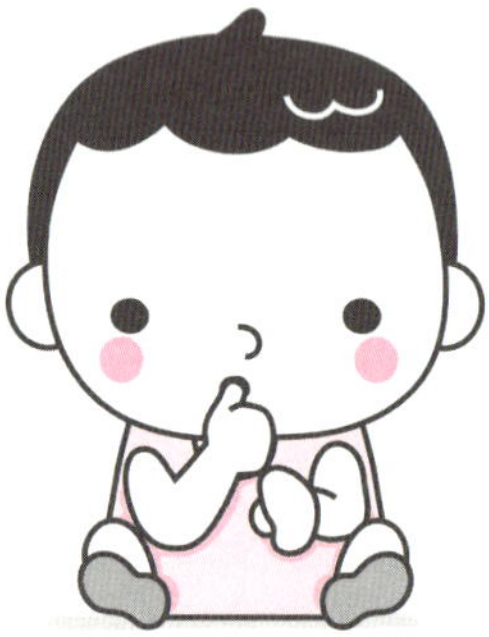

指しゃぶりが

歯並びを悪くする一因に！

言葉で注意してあげましょう

「もう お兄ちゃん、お姉ちゃんになったのだから指しゃぶりをやめようね」とやさしく話して聞かせます。4歳ぐらいになれば、十分話が通じます。

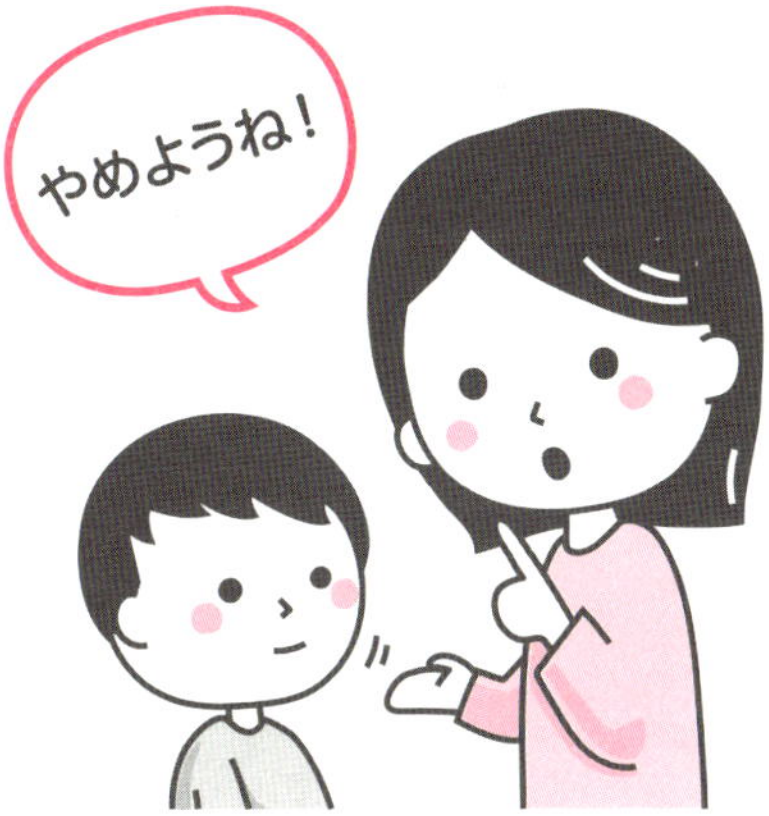

昼間のうちに十分運動をさせてあげましょう

夜、なかなか寝つかず指しゃぶりをする子は少なくありません。昼間のうちに十分運動をさせることで、寝つきをよくしてあげましょう。

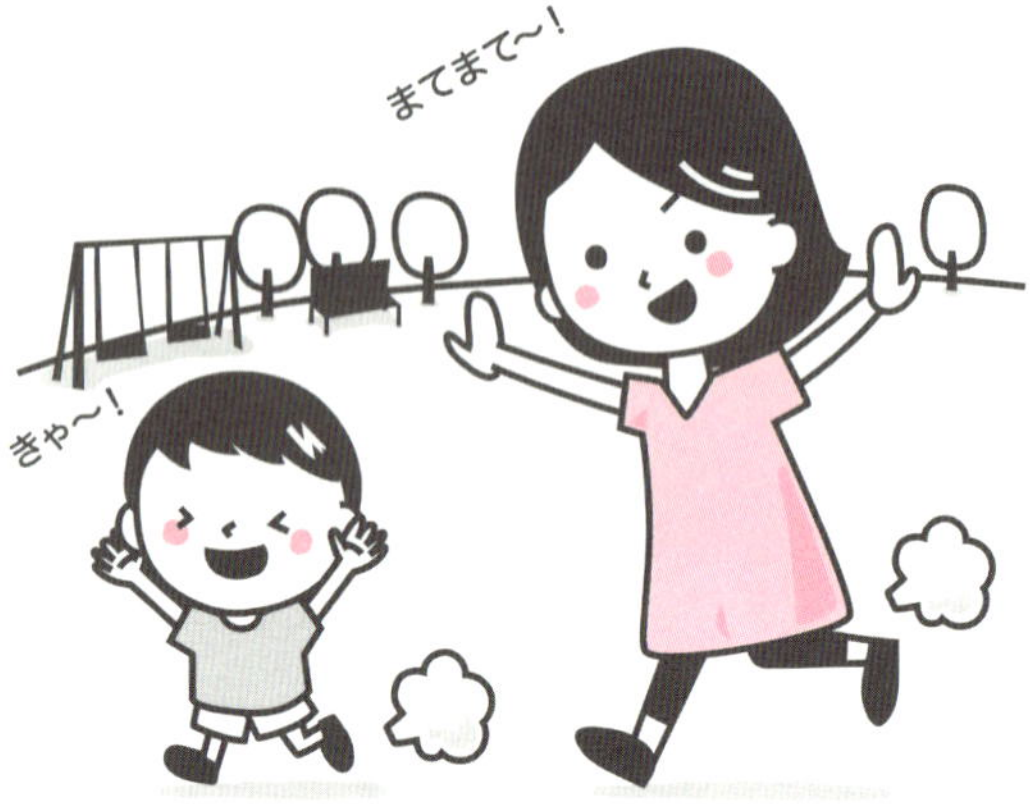

ほめてあげましょう

子どもは親にほめてもらうのが大好きです。指しゃぶりをしなければほめてもらえるとわかれば、指しゃぶりの回数は激減します。

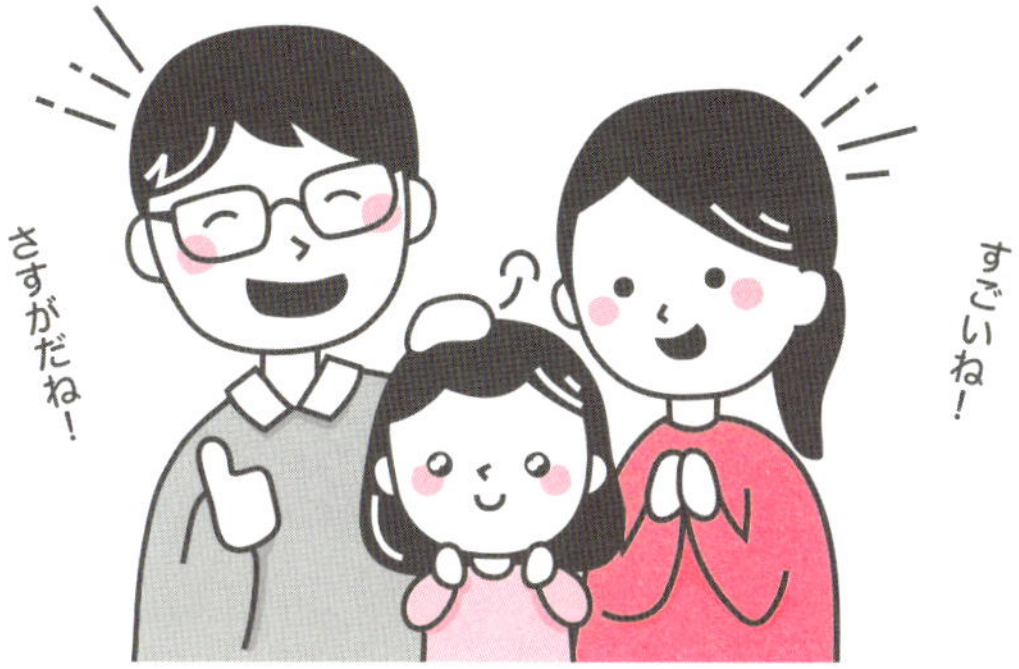

寝つくまでいっしょにいてあげましょう

子どもが寝つくまで、いっしょにいてあげましょう。本を読み聞かせたり、手をにぎってあげたりするのも効果的です。

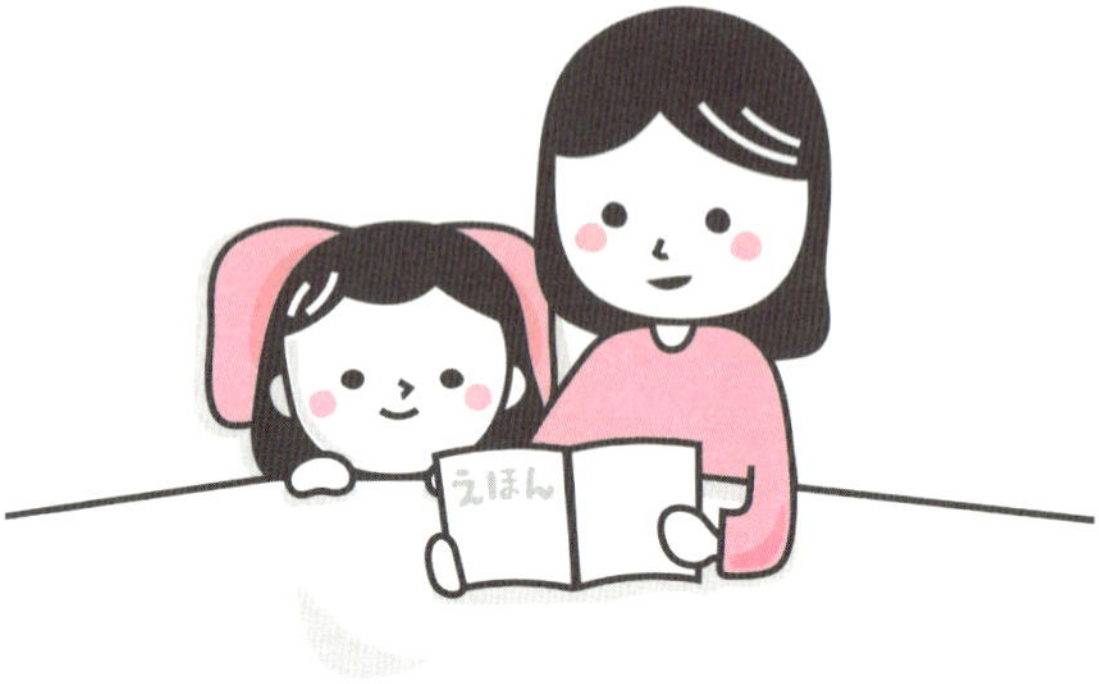

眠っているときの様子もチェックしましょう

寝ているときに無意識に指しゃぶりをする子もいます。寝ついてからもしばらく様子を見ておいてください。そして、指しゃぶりを始めたら、そっと外してあげるようにします。

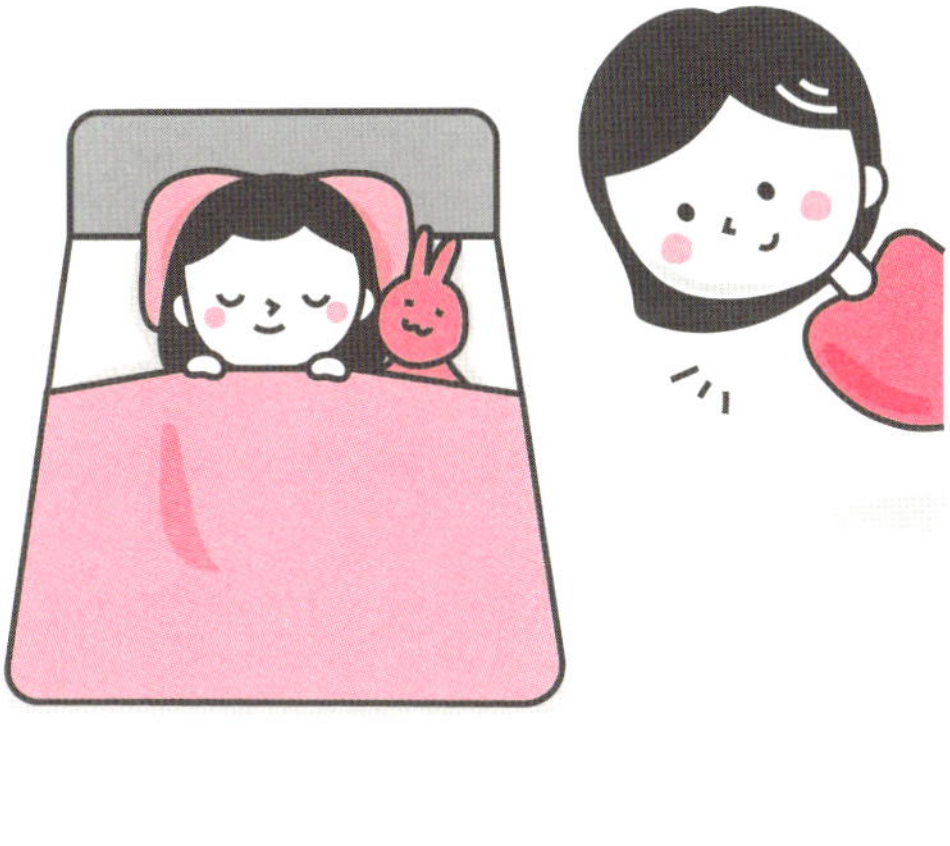

指しゃぶり防止のグッズを利用しましょう

どうしても指しゃぶりが止まらないようなら、市販されている指サック、指人形、手袋などの指しゃぶり防止用のグッズを利用してもいいでしょう。

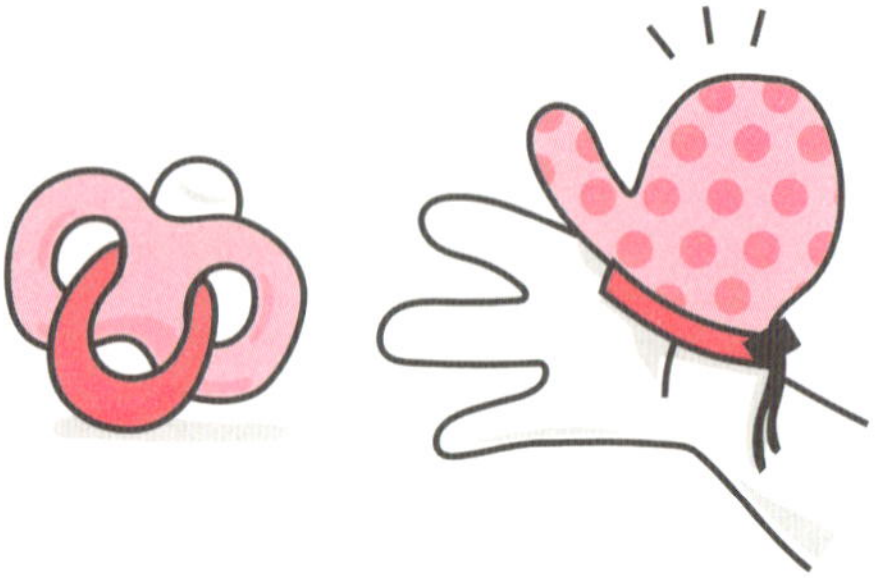

5 おしゃぶり活用術

みなさんも、おしゃぶりをくわえた赤ちゃんをよく目にするでしょう。無心におしゃぶりを吸っている赤ちゃんの姿は微笑ましいものです。

赤ちゃんは、口に触れたものに反射的に吸いつくという本能をもっています。この本能があるからこそ、赤ちゃんは母乳を吸うことができるのです。その本能を利用したのがおしゃぶりです。赤ちゃんは、たとえば泣き出したときなどにくわえさせると精神的に安心して泣きやんでくれます。そういう意味では、子育て中のお母さん、お父さんにとってはとても便利なグッズです。

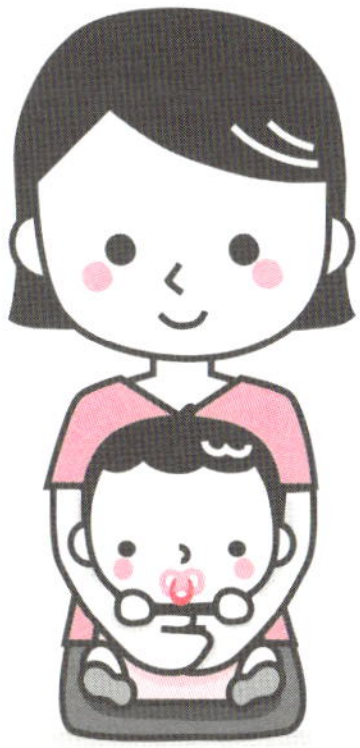

おしゃぶりで
口呼吸を覚えさせましょう

おしゃぶりの歴史は意外に古く、アメリカで現在のような形のものが製品化されたのは１９００年ごろのことだそうです。

このおしゃぶりは、欧米では、子どもが３～４歳ぐらいになるまでくわえさせることが一般的になっていますが、それは鼻呼吸を身につけさせるためだとされています。

他の動物もそうですが、人間の赤ちゃんも生まれたときには自然に鼻呼吸をしています。母乳を飲むためには鼻で呼吸する必要があるからです。

ところが離乳時期になったとき、なんらかの理由で口呼吸を覚えてしまう子がいます。あるいは、言葉を覚え始めるころに、言葉を発すると同時に口で呼吸するようになる子もいます。そこで**おしゃぶりをくわえさせることで、口呼吸のくせをつけないようにする**というわけです。

ただし、おしゃぶりもあまり長く続けると、指しゃぶりと同様に、歯並びを悪くする原因となってしまいます。また、言葉の遅れにつながると指摘する研究者もいます。

それだけに、**おしゃぶりをくわえさせるのは生後６か月～１歳児ぐらいまでとし、使用時間も１日３時間程度を目安とするべきでしょう。**ときどき、おしゃぶりをくわえたまま眠ってしまう子もいますが、そんなときには必ず口から外してあげるよう心がけましょう。

そして生後６か月くらいから徐々にくわえさせる回数や時間を減らしていくようにしてあげてください。４歳ぐらいになったら、自然にやめさせるようにしたいものです。

6 上手な抱っこの仕方

赤ちゃんの抱っこの仕方も大切です。特に首がすわるまでの期間の抱っこは、胎児のときのような背中を少し丸めた姿勢（胎児姿勢）を保つのがポイント。赤ちゃんの手は前に、ひざをお尻より高くした姿勢が基本です。

そして首がすわるまでは、長時間の縦抱きを極力避けるようにしてください。

長時間の縦抱きは、赤ちゃんにとってはつらい姿勢で、腹筋や背筋に力が入りすぎてしまいます。また、そのとき頭が後方に反らないように注意して、きちんと口が閉じていることを確認してください。きちんと鼻呼吸ができているかどうかをチェックするためです。

頭が後ろに反っている状態が長時間続くと、首の前面、後頭関節《こうとうかんせつ》に負担がかかるばかりでなく、ストレートネックの原因となってしまいますし、口呼吸、ひいては歯列《しれつ》不正《ふせい》の原因になってしまいかねません。

実際、歯列不正の子どもには、頸椎《けいつい》がまっすぐに伸びてしまっているストレートネックが多く見られます。頸椎が自然なS字カーブを描くようになるためにも、正しい抱っこの仕方を覚えてほしいと思います。

また、生まれたばかりの赤ちゃんは、基本的にO脚ですが、両足を延ばした状態が長時間続くと脱臼することもあります。

それを防止するためには、抱っこするとき、**赤ちゃんの足と足の間にお母さん（あるいはお父さん）が手を入れて、赤ちゃんの足が自然にM字の形になる、いわゆる「コアラ抱っこ」もいいとされています。**

実は、このコアラ抱っこは、日本小児整形外科学会が「先天性《せんてんせい》股《こ》関節《かんせつ》脱臼《だっきゅう》」を予防するとして推奨している抱き方です。ぜひ試してほしいと思います。

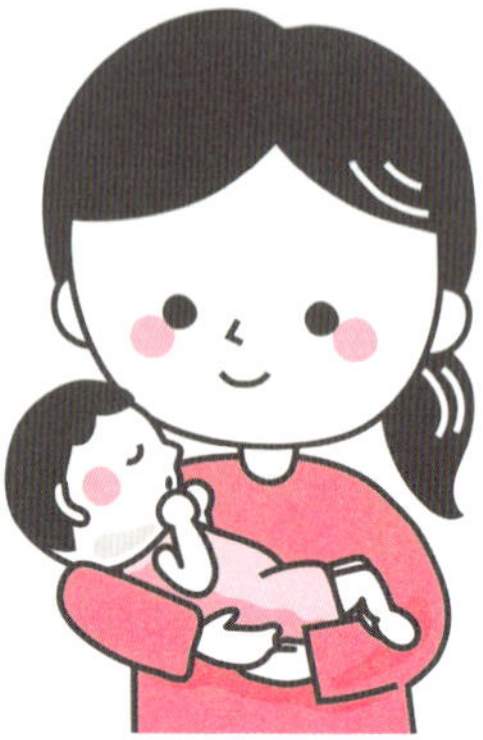

上手に抱っこして

ストレートネックに
なるのを防ぎましょう

7 口呼吸していないかチェック

口呼吸が子どもの成長を大きく阻害することは前述してきましたが、ここから、どうやって口呼吸をやめさせ、正しい口呼吸を身につけさせるかについて考えていきましょう。

口呼吸が習慣化している子どもに「口呼吸をやめなさい」と言ってもなかなか直すことはできません。本人にとってはそれが自然なことになっているからです。

そこで、まずお母さん、お父さんが気をつけて、子どもの呼吸を観察することが重要です。チェックポイントは次のとおりです。

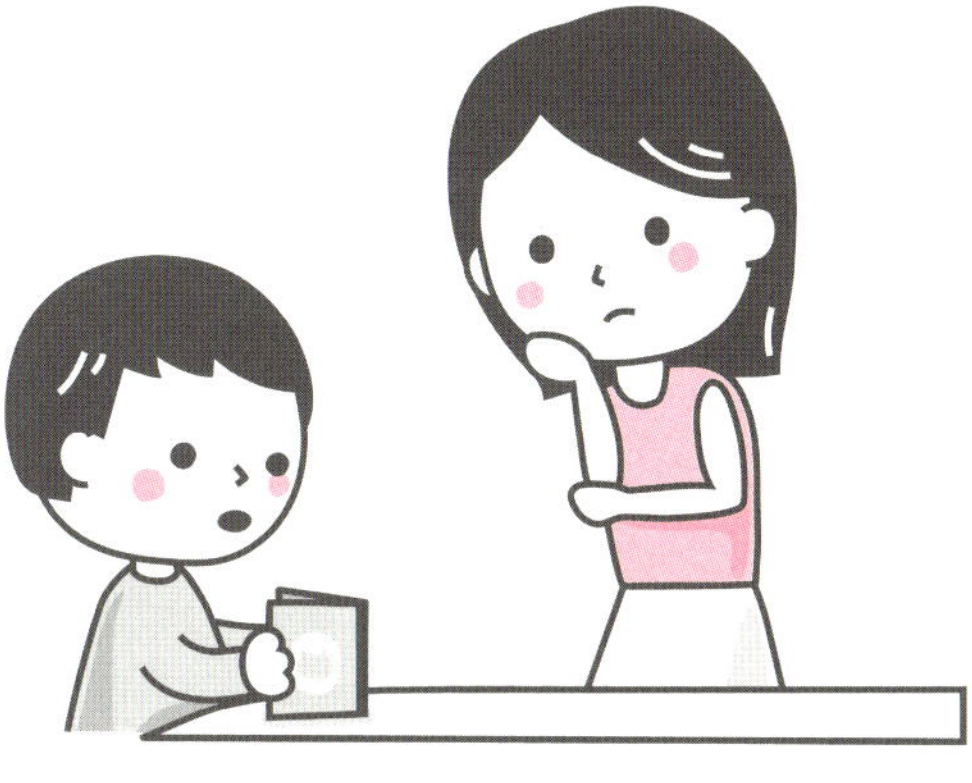

あなたのお子さんは

口呼吸していませんか？

●口呼吸チェックシート

- 歯並びは大丈夫ですか？
- 気がつくと、いつも口をポカンと開きっぱなしにしていませんか？
- 鼻炎になりがちで、よく鼻づまりを起こしていませんか？
- いつも口が乾いていて、口の中のねばつきが強くありませんか？
- 起きたときに、喉の渇きや痛みを訴えませんか？
- 寝ているときに、いびきをかいていませんか？
- 口臭は強くありませんか？
- よく口内炎ができませんか？
- 食事中にクチャクチャ音を立てていませんか？
- 唇の厚さに上下で著しい差はありませんか？
- 食事中に、片方の歯でかむくせがありませんか？
- 発音が苦手な言葉はありませんか？
- 話をしているときに、下唇が歯より前に出ていませんか？
- 寝るときにうつぶせで寝ていませんか？

口呼吸チェックシートの評価

□**歯並びは大丈夫ですか？**

ここまで書いてきたように、歯並びの悪さが原因で口呼吸になっているケースが少なくありません。

□**気がつくと、いつも口をポカンと開きっぱなしにしていませんか？**

口呼吸の典型的な症状です。

□**鼻炎になりがちで、よく鼻づまりを起こしていませんか？**

口呼吸することで、喉や気管が乾き、炎症を起こして鼻がつまってしまいます。また、免疫力が低下して、風邪にかかった場合でも治るのが遅くなりがちです。

□**いつも口が乾いていて、口の中のねばつきが強くありませんか？**

口呼吸のせいで、喉や気管が乾き、口の中がネバネバしがちです。

□**起きたときに、喉の渇きや痛みを訴えませんか？**

これも口呼吸により喉や気管が乾いたり、炎症を起こしているためです。

□**寝ているときに、いびきをかいていませんか？**

いびきの大きな原因のひとつが口呼吸です。口呼吸をすると、鼻呼吸をするときよりも上気道（特に咽頭《いんとう》）が狭くなるため、いびきをかきやすくなります。

□**口臭は強くありませんか？**

鼻呼吸していれば舌もよく動き、唾液がたくさん出るため、虫歯や歯周病にもなりにくいのですが、口呼吸だと口の中が乾燥し、舌が乾いて舌苔《ぜったい》がついて口臭が発生してしまいます。

□**よく口内炎ができませんか？**

口呼吸していると、口が乾燥するので口内炎ができやすくなります。

□**食事中にクチャクチャ音を立てていませんか？**

口呼吸になっている子は、呼吸のために口を開けたまま食事をするため、咀嚼《そしゃく》音が外にもれてしまいます。

□**唇の厚さに上下で著しい差はありませんか？**

口呼吸が原因で、上の前歯が突出すると上唇が前歯に突き出されるために、口の粘膜が普通よりも露出して厚い唇になってしまいます。

□**食事中に、片方の歯でかむくせがありませんか？**

歯並びが悪いためにあごのバランスが崩れ、片がみするくせがついていきます。放置していると、顔立ち全体のゆがみにつながっていきます。

□**発音が苦手な言葉はありませんか？**

歯並びが悪いと滑舌が悪くなり、きちんと発音できなくなってしまいます。

□**話をしているときに、下唇が歯より前に出ていませんか？**

口呼吸が原因で、下の歯が突出して、下唇が前に押し出されている可能性があります。

□**寝るときにうつぶせで寝ていませんか？**

うつぶせ寝がくせになっている子は、頭の重さが顔面にかかって、あごの関節に強い負荷がかかるため、あごが横にずれたり、奥歯のかみ合わせが逆になったりしがちです。

以上の中で３つ以上チェックがついたら、要注意です！　そんな子は口呼吸がくせになっている可能性が高いので気をつけてあげなければいけません。

とはいえ、あせる必要はありません。


口呼吸の大きな原因は、次の３つ。

①口を閉じる筋力の低下
②鼻づまり
③習慣

いずれも、家庭でも十分に対処できることがほとんどです。

なにはともあれ、まず、口呼吸のくせの有無をチェックすることが大切です。

ただし、それ以外の原因……たとえばなんらかの病気や骨格の異常などが原因となっていることもありえますから、口呼吸がなかなか治らないような場合には、一度、専門医に見てもらうことをお勧めします。

8 離乳食には食べごたえのあるものを

第十四代将軍の徳川家茂が、やわらかいものばかり食べていたために、反っ歯になり、若くして亡くなってしまったことは前述しました。そんなことにならないよう、**お子さんには、やわらかいものだけではなく、歯ごたえのある食べ物を与えて、何回もかむ習慣を身につけさせましょう。**

離乳食は、生後5～6か月から始める人もいますが、WHO（世界保健機関）は、生後6か月間は母乳だけで育てるよう勧告しています。

あせる必要はないので、子どもの成長に合わせてゆっくり始めればいいでしょう。

目安としては、①赤ちゃんが食べ物に興味を示すようになる、②おっぱいやミルクがしっかり飲める、③お座りの姿勢が安定している、④手が自由に動かせる、などが挙げられます。

また、特別な離乳食を買ってきたりつくったりする必要もありません。ご飯を少しつぶしたり、ご飯にお味噌汁をかけたり、あるいは季節の野菜の煮物を少しつぶしたものなど、なるべく口を動かして食べるものを与えるように心がけましょう。

日本人が1日にかむ回数は、昭和初期に比べて約半分に減ってしまったそうですが、あごの発育は、「かむ」という行為によって刺激され、促進されます。逆にかむ回数が少なくなればなるほど、あごの発育は悪くなります。

一日三度の食事を15分間しっかりかんで食べると、食後30分から2時間ぐらい顔周辺の体温が上がって、活性化されます。……ということは、1日3回しっかりかんで食事をすれば、あごの発育のための刺激が6時間以上加わるということです。

残念ながら、最近、三度の食事にそれだけの時間をかけている子は、あまりいないようです。このことも、歯並び・かみ合わせの悪い子ども

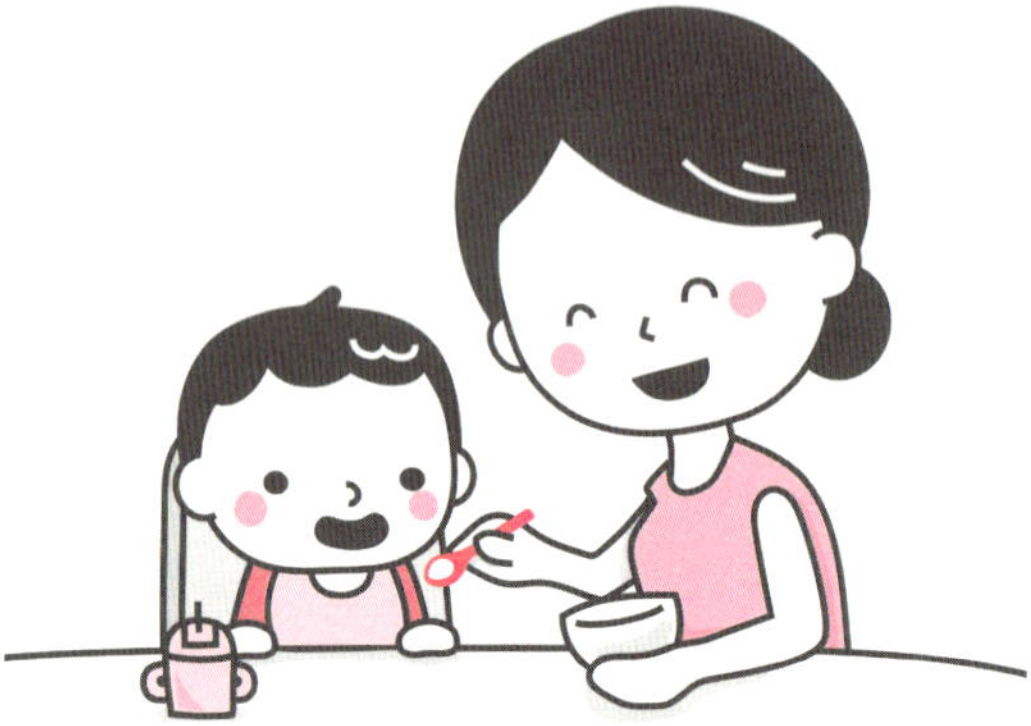

歯並びをよくするには

離乳食にも気を配りましょう

さんが増えた要因のひとつです。

なお、かむことが右脳の「前《ぜん》頭《とう》前《ぜん》野《や》」という部分の発達に、強く関わっていることがわかってきました。右脳の前頭前野は、情緒や感情のコントロールをつかさどっています。**近年よくかまずに食事をするようになったことが、感情をコントロールできない人が増えている原因のひとつではないか、と考える人もいます。**キレない子どもに育てるためにも、食事は大切なのかもしれません。

●離乳食の進め方の目安

時期	食べ方の目安
離乳の開始	
生後5、6か月ころ	○子どもの様子をみながら、1日1回1さじずつ始める ○母乳やミルクは飲みたいだけ与える
7、8か月ころ	○1日2回食で、食事のリズムをつけていく ○いろいろな味や舌ざわりを楽しめるように食品の種類を増やしていく
9～11か月ころ	○食事のリズムを大切に、1日3回食に進めていく ○家族一緒に楽しい食卓経験を
12～18か月ころ	○1日3回の食事のリズムを大切に、生活リズムを整える ○自分で食べる楽しみを手づかみ食べから始める
離乳の完了	

厚生労働省『授乳・離乳の支援ガイド』より

9 食事の姿勢をチェック

離乳食の時期を終えたら、食事のときの姿勢にも気をつけてあげましょう。

食事の際は、まず姿勢を正して口を閉じ、一口30回ほど、左右両側の歯でかんで食べるようにします。

今の大人は5回から10回程度しかかまず、しかも口唇を片方開いたまま食事をする人もいるので要注意！　子どももそれをまねてしまいます。

まず、大人が正しい食事の作法を実践して見せ、子どもにも健康的な食事法を身につけさせるようにしましょう。

また、小さいお子さんが、足をブラブラさせながら食事をしているのをよく見かけますが、それも歯並びを悪くする原因となる場合がありますから注意が必要です。足がきちんと床についていないと姿勢が悪くなり、体が前方に傾きます。すると、頭は上向きになり、下あごを後方に引っ張る力が加わります。その結果、あごの発育は抑制されてしまうのです。

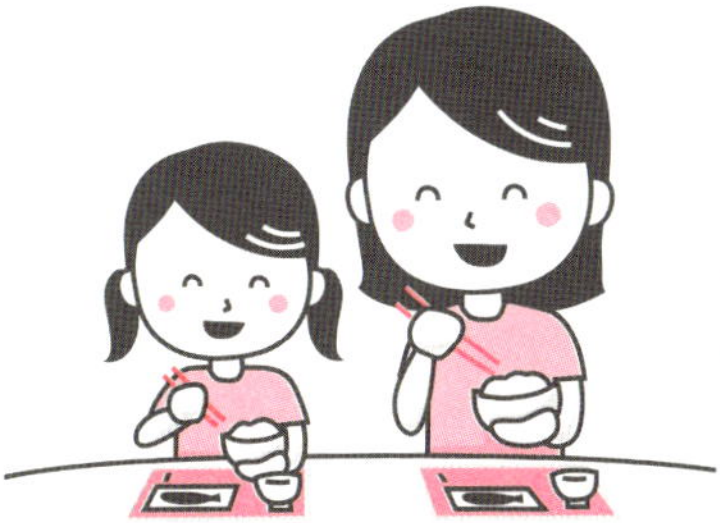

正しい姿勢で食事を摂りましょう

○正しい姿勢

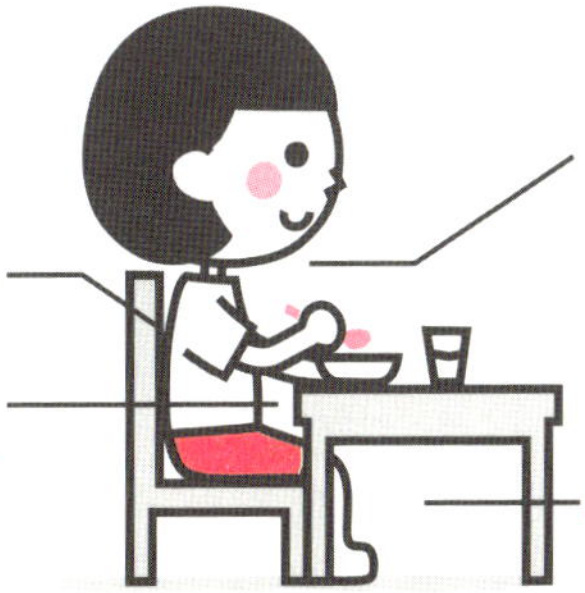
あごをひいている
いすに深く腰をかける
いすとテーブルとの距離はこぶしひとつ分くらいあける
足裏が床についている

×悪い姿勢

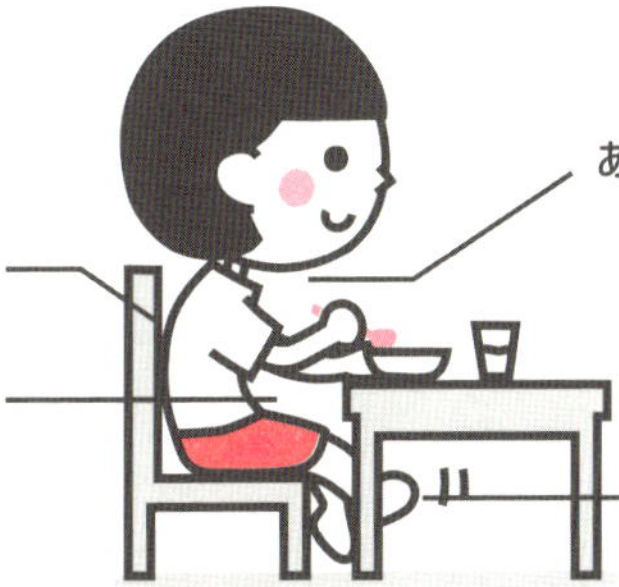
あごが突き出ている
背中が丸くなっている
身体とテーブルの距離が遠い
足が浮いている
ブラブラしている

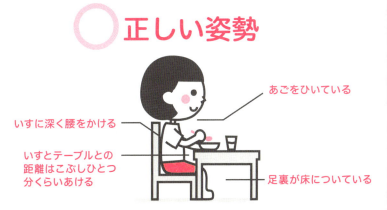

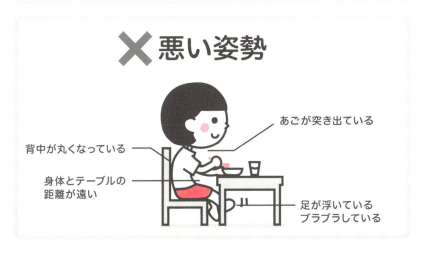

10 うつぶせ寝に注意

人の寝相はさまざまですが、横向き寝や、**特にうつぶせ寝は、前述したように、頭の重さが顔面にかかって、あごの関節に強い負荷がかかるため、歯並びを悪くする大きな原因になる可能性がありますから**、お母さんやお父さんは、お子さんのうつぶせ寝には注意してあげる必要があります。

そもそも赤ちゃんはうつぶせ寝が大好きです。うつぶせ寝をすると、お母さんのお腹の中にいるときと同じような手足を折り曲げる姿勢になり、安心感が得られるためだと考えられています。

しかし、赤ちゃんは力が弱いので、苦しくなっても首を横に向けたり、寝返りをしたりできませんから、うつぶせ寝をしているうちに呼吸ができなくなったり、乳幼児突然死症候群（ＳＩＤＳ）のリスクが高まったりするとされています。

それだけに、首が十分にすわっていない段階や、寝返りができないうちは、うつぶせ寝には十分注意してあげる必要があります。

とはいえ、赤ちゃんがうつぶせになるのは、ハイハイができるようになるまでに必要な過程でもあります。うつぶせの姿勢をとることで、赤ちゃんは首や背中の筋肉を発達させ、しっかりと首がすわるようになるのです

お子さんの発育具合にもよりますが、だいたい生後6か月を過ぎて、ちゃんと自分で寝返りがうてるようになるまでは、ご両親がしっかり見守りつつ、ときどきうつぶせの姿勢を取らせることも必要です。

しかし、それがくせになっていつまでも続くようなら、やはりいずれかの段階で注意して、うつぶせ寝をやめさせるようにしてあげたいものです。せっかく寝ているところを無理に起こしてまで仰向けに直す必要はありませんが、気になる場合は、気がついたときにそっと仰向けに戻してあげるといいでしょう。

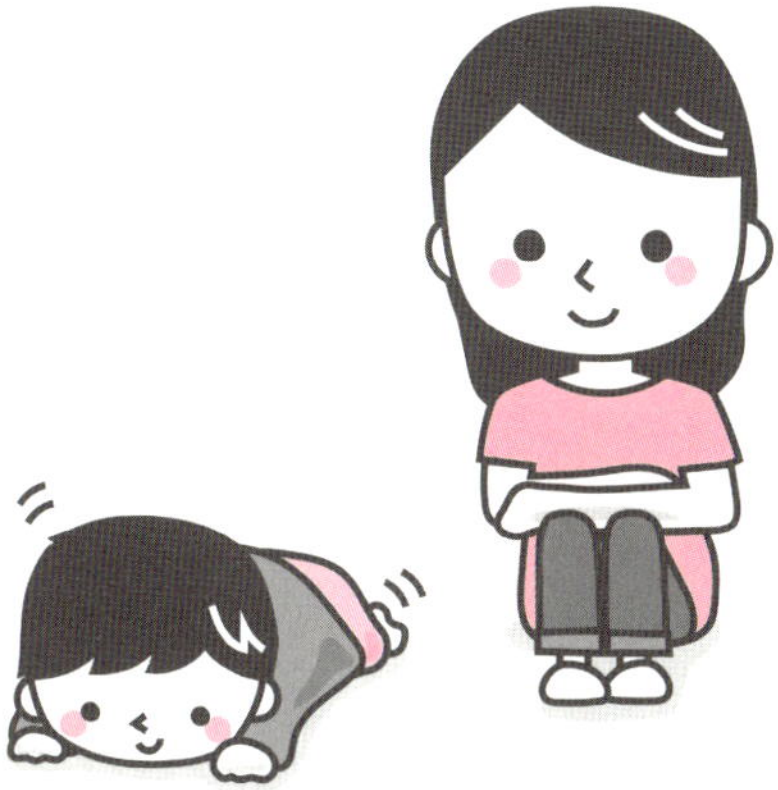

赤ちゃんのうつぶせ寝は
乳幼児突然死症候群のリスクにもなります

11 靴や靴下にも注意

意外かもしれませんが、靴や靴下にも気をつけてあげてほしいと思います。姿勢が悪くなるのは、足と靴の問題や生活習慣と関連している可能性も指摘されているからです。

たとえば、浮き指は、姿勢や関節に強い影響を及ぼすことが指摘されていますが、現代の子どもたちは歩行経験が少なく、足指が十分に使えていません。それが姿勢の悪い子が増える一因にもなっています。

姿勢が悪いと、舌が下がります。舌が下がれば、口を閉じにくくなったり、正しい飲み込みができなくなったりして、歯並びまで悪くなってしまうのです。

では、足指の機能を高めるにはどうしたらいいのでしょうか。私は、5本指ソックスを勧めています。

赤ちゃんに履かせる靴下は、ほとんどの場合、足指をまとめて入れるチューブソックスですが、これを履くと5本の指をくっつけようとする力がかかります。

裸足で立ってバランスをとったときと、裸足の親指から小指まで輪ゴムをかけてバランスをとったときとを比べると、それがよくわかります。

また、後者のほうが明らかにバランスが悪くなることを実感できるでしょう。

それだけ、チューブソックスは体のバランスをとりにくいのです。

一方、チューブソックスに対して、**5本指ソックスは指を自由に動かせますから、バランスのいい姿勢を身につけることができるのです。**

また、靴にしてもその子に合った靴を選んであげてほしいと思います。どうせまだ歩けないのだからと、かわいさ優先に選ぶのではなく、柔らかく、できるだけ赤ちゃんの足にフィットする素材の靴を選んであげましょう。サイズもピッタリしたものではなく、5ミリ程度は余裕のある靴がいいでしょう。

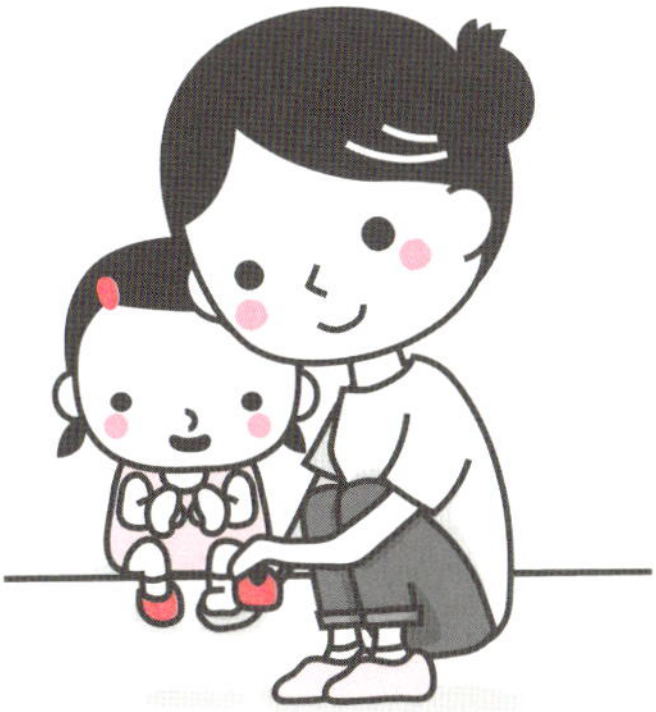

ビックリ！
靴や靴下も歯並びに影響しています

●正しい靴の選び方

❶ 甲の高さが微調節できるか？

足に合わせて調節できるひも靴かベルクロタイプを。

❷ かかとの部分がしっかりしているか？

足が靴の中で動かないように固定することで安定した歩行が可能になります。

❸ つま先は広く、厚みがあるか？

子どもは指で地面をつかむように歩くので、指を動かせる余裕が必要。

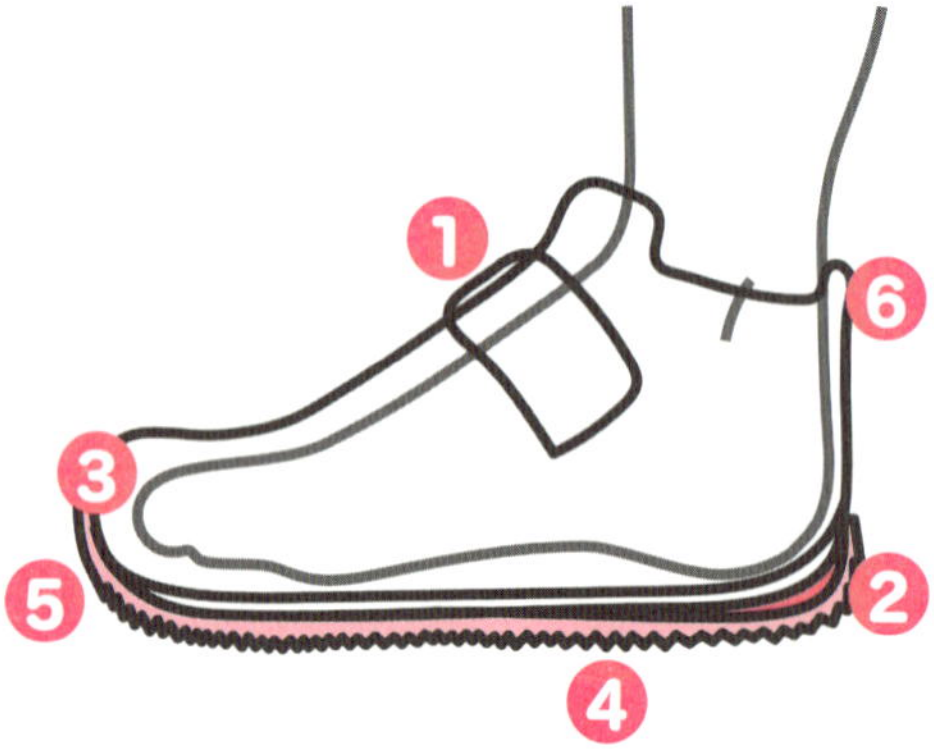

❹ 靴底に適度な弾力があるか？

地面からの衝撃をやわらげ、足を守ることが大切です。厚すぎる靴底もNG！

❺ つま先が少し反りあがっているか？

歩行機能が未発達な乳幼児は、べた足（扁平足）で歩きます。反りがないとつまずきやすくなります。

❻ 足が曲がる位置で靴も曲がるか？

サイズが少し大きいと曲がる位置もずれてしまいます。厚すぎて曲がりにくい靴底も要注意。

この靴の問題は赤ちゃんばかりに限りません。大人も注意したいものです。

日本は、もともと靴がなかった国です。西洋から入った靴文化は、実は正しく伝わらず、日本人は靴の正しい選び方、履き方を知りません。その結果、日本人の足の状態は、西洋人はもとより東洋人の中でも際だって問題が多いそうです。

なぜそうなったか詳しい検証はされていませんが、一度履いたらほとんど履いたままになる西洋の生活環境と異なり、しょっちゅう脱ぎ履きしなければならない日本では、「履きやすい靴」を選択する傾向があります。

また、**安価な靴をゆるめに履くことにより、足を痛めている可能性が指摘されています。そうして、足の指に問題が起こったり、合わない靴を履いているうちに姿勢に悪影響が及ぶことが知られています。**

かわいいわが子の靴を選ぶついでに、自分の靴も見直してみてはいかがでしょうか？

他にもある歯並びを悪くする原因

ここまで挙げてきた原因の他にも、たとえば、清涼飲料水（ジュース・スポーツドリンク・乳酸菌飲料など）の摂取が増えていることも、近年の子どもの歯並びの悪さの原因になっていると指摘する声も上がっています。

コンビニ・自動販売機の普及によって、清涼飲料水が簡単に入手できるようになり、**清涼飲料水を常飲する子どもが増加していますが、清涼飲料水には多量の果糖・ブドウ糖などの糖分が含まれています。それが虫歯の原因になっているのです。**

そればかりではありません。清涼飲料水を飲んだあとには血糖値が上がります。

そのため食欲が失せ、三度の食事の量が大幅に減ってしまい、その結果、1日にかむ回数が激減して、あごの発育も悪くなってしまいます。そのため、歯並びやかみ合わせまで悪くなってしまうのです。また、それ以外にも悪いくせや習慣が歯並びを悪くする原因となることがあります。

たとえば、「頬杖をついて本を読む」くせのある子は、頬杖をつくことで歯やあごの関節など

●他にもある歯並びを悪くする原因

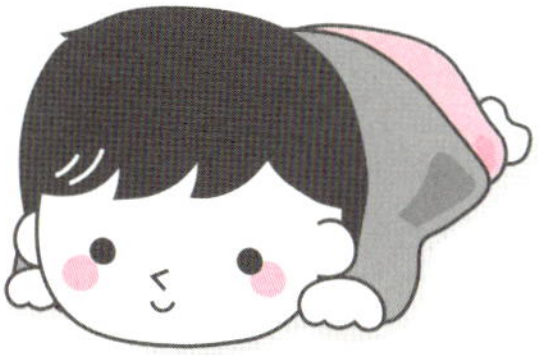

しょっちゅう腹這いになって
あごをどこかに押し当てている

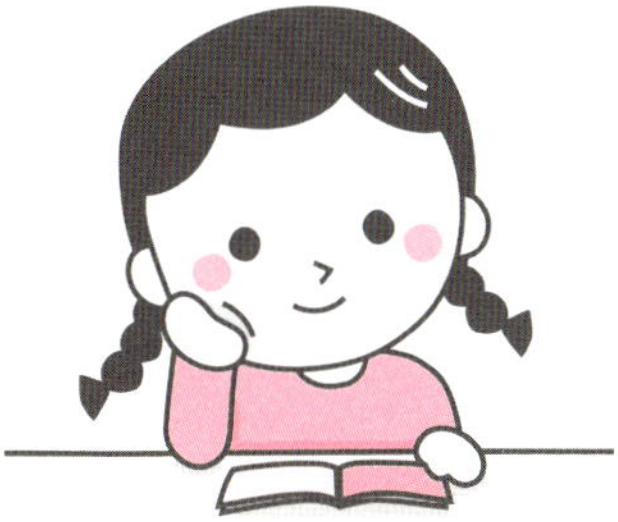

頬杖をついて本を読む

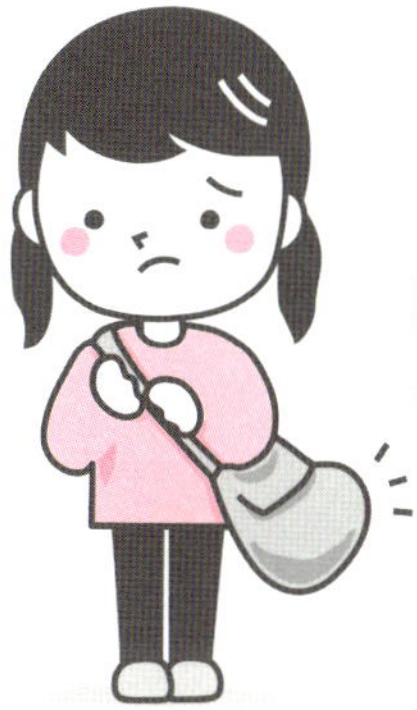

重すぎるショルダー
バッグの使用

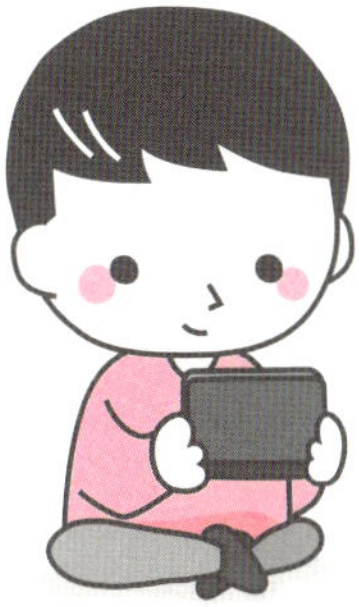

ポータブル型ゲーム機や
スマホの長時間の使用

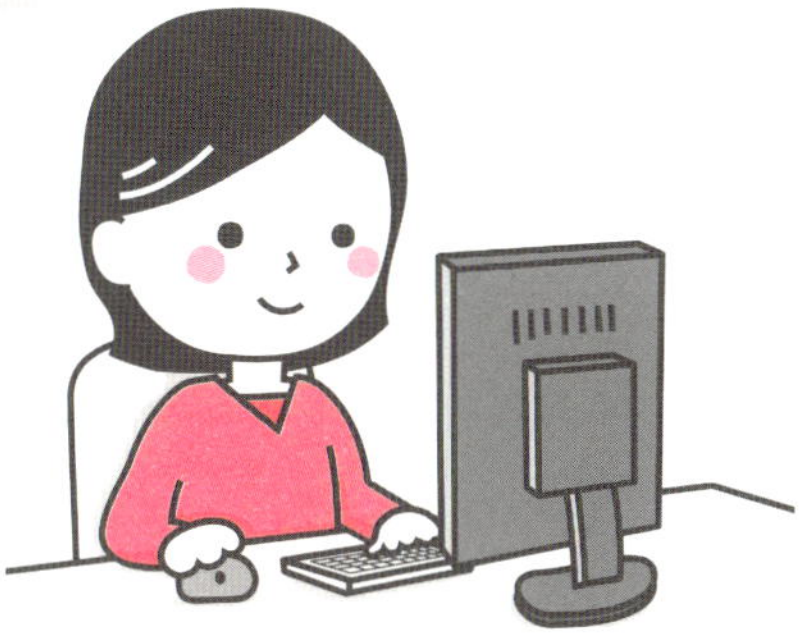

パソコンやタブレットの
長時間使用

に余計な力が加わり、歯並びを悪くしてしまいます。また、「しょっちゅう腹這いになってあごをどこかに押し当てている子」も、頬杖と同様に歯やあごの関節などに余計な力が加わることで歯並びを悪くしてしまいます。

日常的に「重すぎるショルダーバッグを使っている子」も姿勢が悪くなり、結果的に歯やあごの関節などに余計な力が加わり、歯並びを悪くしてしまいますし、「パソコンやタブレットの長時間使用」や「ポータブル型ゲーム機やスマホの長時間の使用」も歯並びを悪くしてしまいます。

パソコンやスマホを使うときには気づかないうちに前傾姿勢になりがちですし、夢中になって顔を画面に近づける子もいます。その結果、頭を前に突き出してしまい、これまた歯やあごの関節などに余計な力をかけ、歯並びを悪くしてしまうのです。また、テレビゲーム機やスマホを使いながらの食事は姿勢を悪くして、これも歯並びを悪くすることにつながりますから、注意してあげましょう。

第5章

今日から始めたい口輪筋ストレッチ

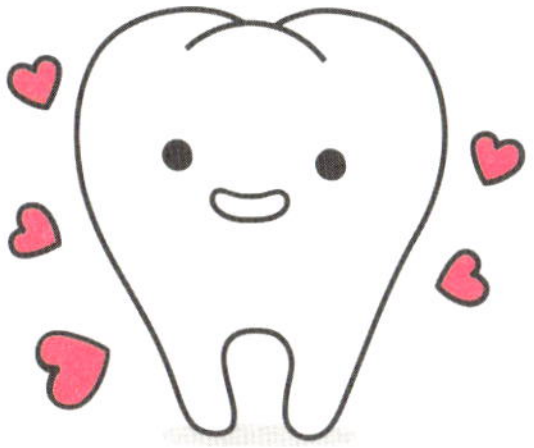

口輪筋を鍛えよう

　ここまで読んできていただいた方には、きれいな歯並びをつくるには舌の位置が大切だということをしっかり理解していただけたと思いますが、**そもそもなにもしていないときは、舌の先が口の中の「スポット」にきれいにおさまり、上あごにぴったりとくっついた状態になっています。**

　あなたのお子さんの舌はどうですか？

　もし舌が口の中で浮いていたり、下あごにくっついていたり、あるいは上の歯と下の歯の間に挟まっているようなら注意が必要です。口のまわりの筋肉（口輪筋）が弱って、舌を正しい位置に保っていられなくなっている可能性があるからです。

　実は、人は無意識につばを飲み下す動きを１日に数百回から２０００回近くも繰り返しています。

　そのとき舌は、上あごの前歯の少し後ろに位置しているスポットを上に押し上げるように動きます。その結果、上あごが正常に発育し、少し遅れて発達する下あごの成長も正しく促されるこ

口輪筋を鍛えるためにに、

まずは知っておきたい、「スポットの位置」と「舌の位置」

●スポットの位置

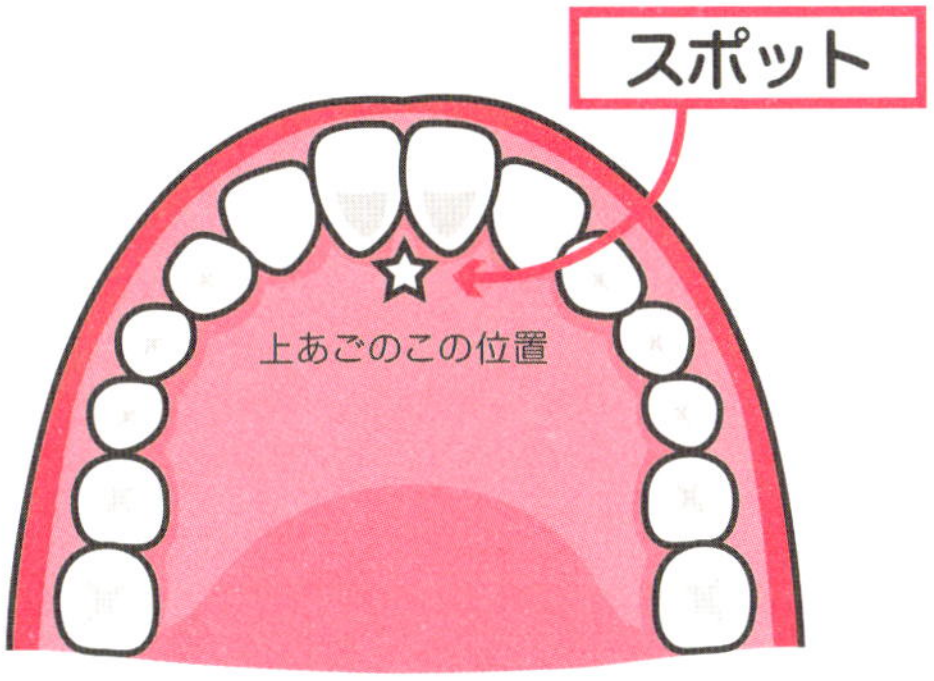

●口の構造と舌の位置

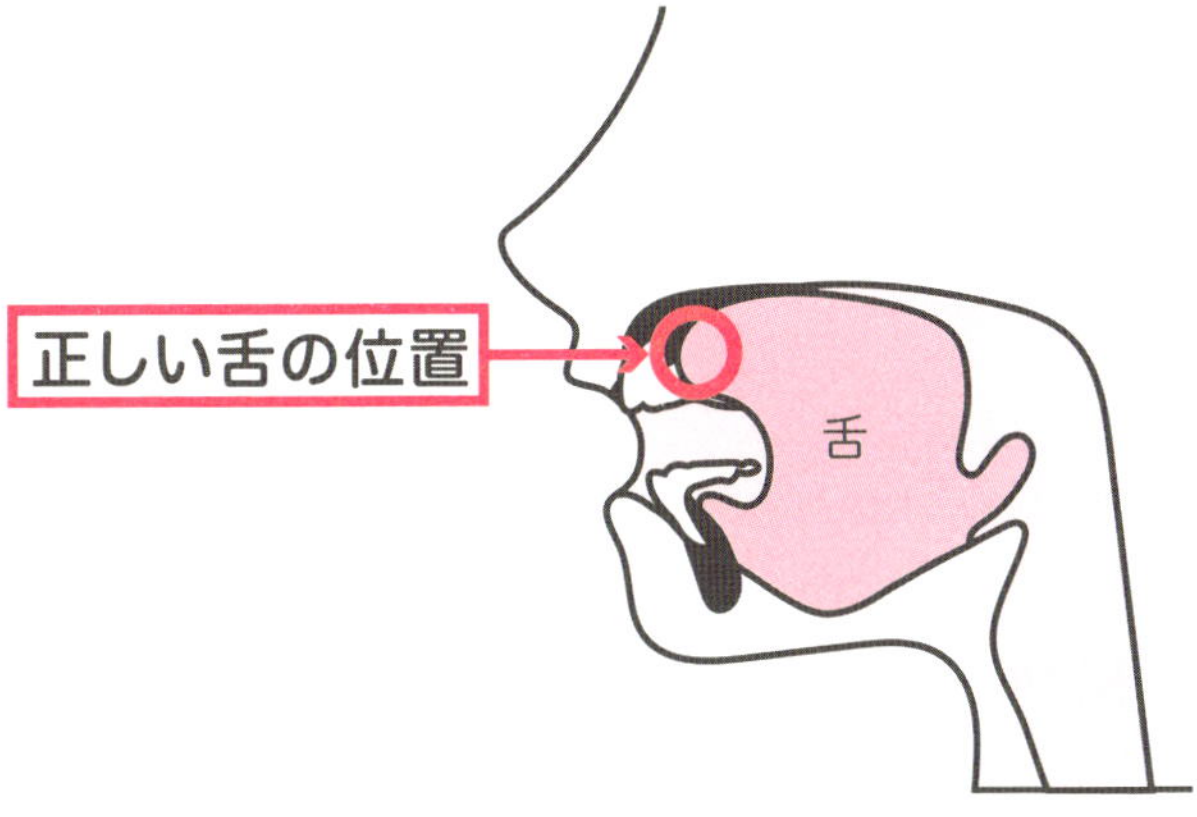

とで、歯並びもよくなっていきます。

ところが、舌が正しい位置におさまっていないとそうはいきません。

たとえば上の歯に触れていると、その力が直接歯に伝わってしまい、歯並びを悪くする原因となってしまいます。

またそれとは逆に、舌の位置が低く、下の歯の裏側にあたっていると、受け口になりやすくなるばかりでなく、下の歯を前に押し出し、これまた歯並びを悪くする原因となってしまうのです。

また、**舌の位置がおかしいことで、口呼吸になってしまうことが、子どもの成長にとって大きな問題であることは、ここまで何度も説明してきたとおりです。**

そうした弊害から子どもを守るためにも、

●間違った舌の位置

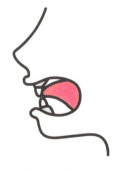

舌の先がスポットに
おさまっていない

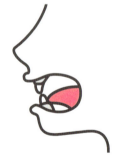

舌の先が下の
歯についている

舌の筋肉が弱っている、
口で呼吸をしている可能性があります。

●主な口輪筋の役割

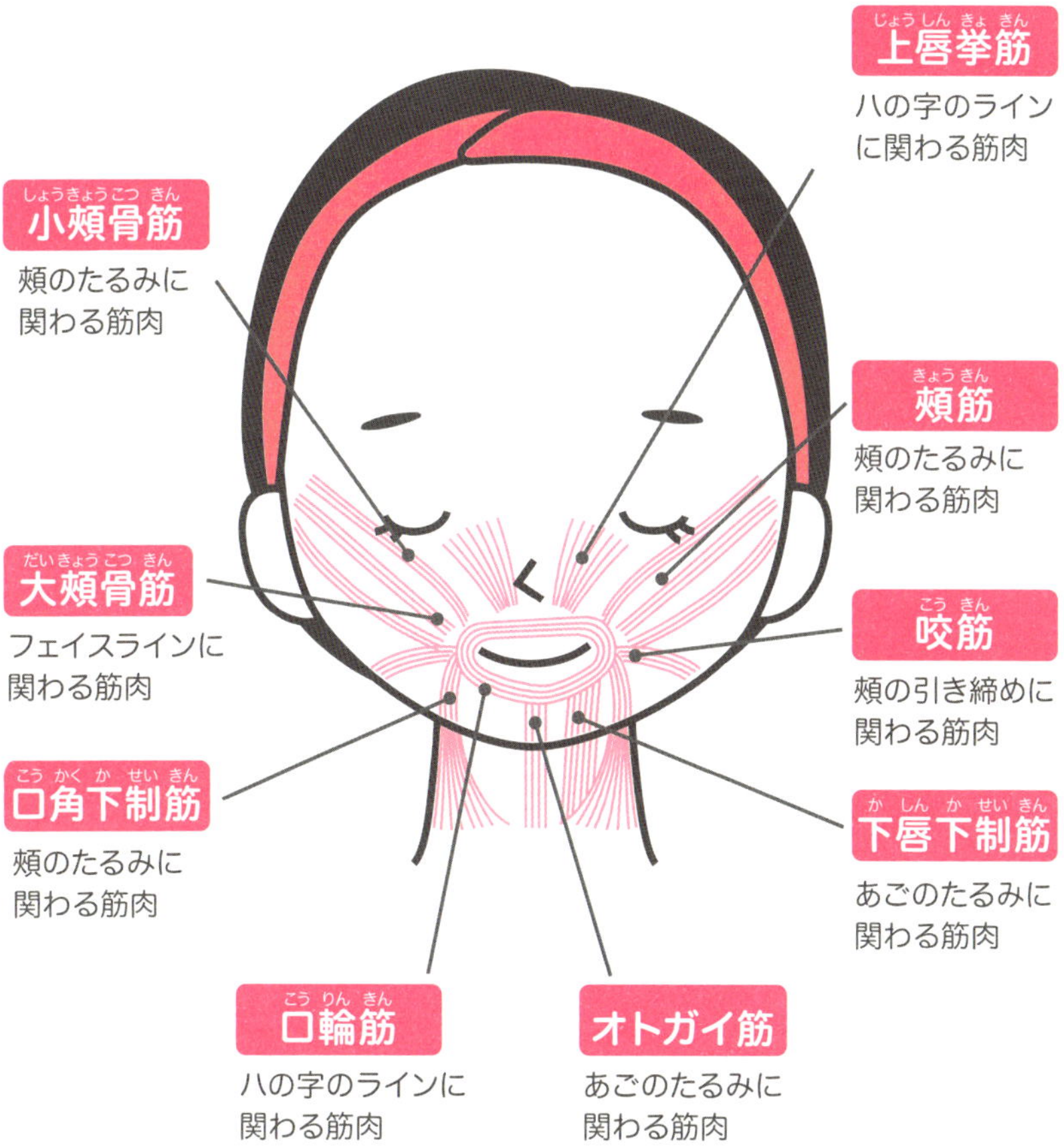
上唇挙筋《じょうしんきょきん》
ハの字のラインに関わる筋肉
小頬骨筋《しょうきょうこつきん》
頬のたるみに関わる筋肉
頬筋《きょうきん》
頬のたるみに関わる筋肉
大頬骨筋《だいきょうこつきん》
フェイスラインに関わる筋肉
咬筋《こうきん》
頬の引き締めに関わる筋肉
口角下制筋《こうかくかせいきん》
頬のたるみに関わる筋肉
下唇下制筋《かしんかせいきん》
あごのたるみに関わる筋肉
口輪筋《こうりんきん》
ハの字のラインに関わる筋肉
オトガイ筋
あごのたるみに関わる筋肉

舌を正しい位置にキープできるようにしてあげること、そのために口輪筋《こうりんきん》を鍛えてあげることが大切です。

主な口輪筋と、それぞれがフェイスラインに与える役割を前のページに示します。

これを見ても、口輪筋が子どもの顔立ちに大きな影響を与えていることがわかると思います。

次のページからは、自宅でできる「舌と口輪筋の鍛え方」を紹介します。

「舌伸ばしトレーニング」「親子で笑顔！（頬筋《きょうきん》トレーニング）」「あご持ち上げストレッチ」「舌をストレッチ」「モール送り」「あいうべ体操」「口腔筋機能療法」の7つです。

わが子をすっきりとした、小顔にするためにも、お子さんといっしょに口輪筋を鍛えてはいかがでしょうか。

舌伸ばしトレーニング

口から舌先を突き出し、顔を上に上げるようにしながら舌先を曲げて鼻のほうに伸ばし、そのまま10秒間ポーズを保ちます。その際、顔は舌を伸ばしやすい角度（目安は45度）にすればいいでしょう。

この動きを毎日数回繰り返すと、舌の動きがよくなっていきます。
親子で笑顔！

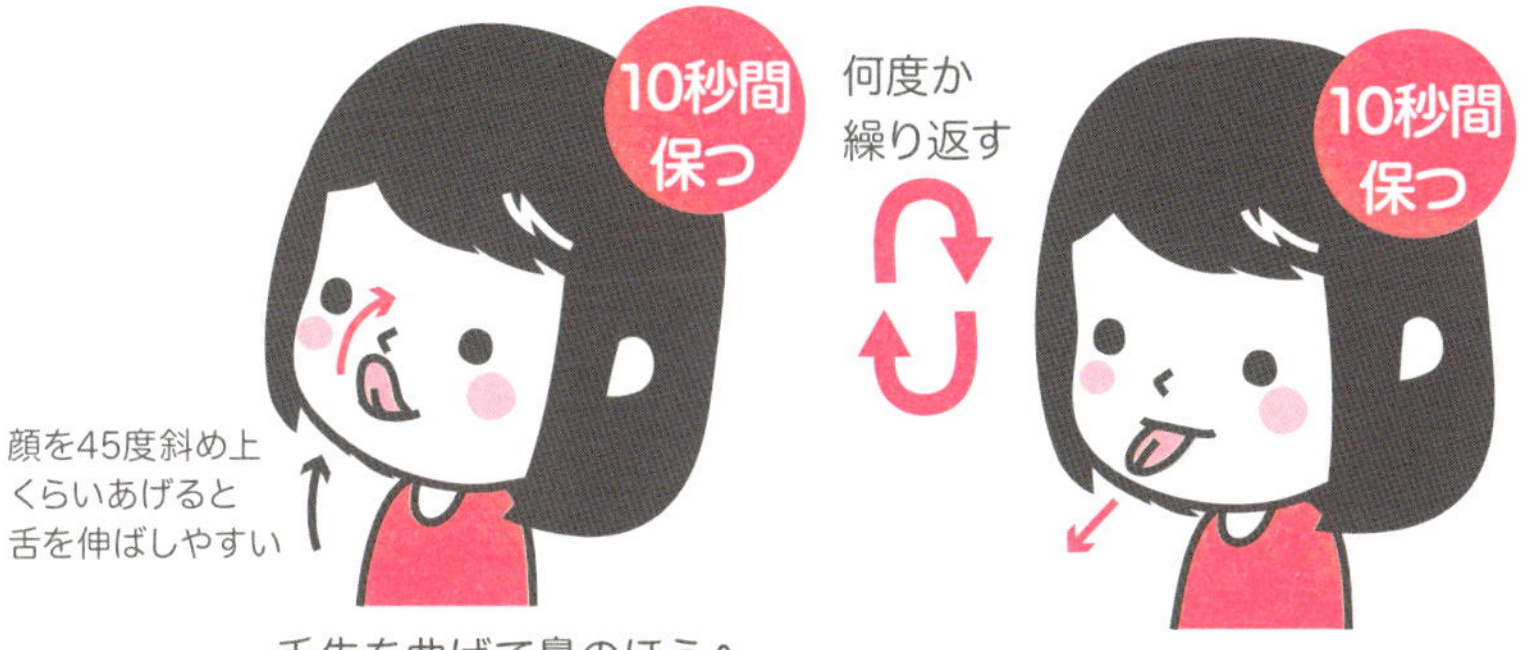
10秒間
保つ
何度か
繰り返す
10秒間
保つ
顔を45度斜め上
くらいあげると
舌を伸ばしやすい

舌先を曲げて鼻のほうへ
向かって伸ばす

舌を前に伸ばす

親子で笑顔！（頬《きょう》筋《きん》トレーニング）

子どもと顔を見合わせて、大きな笑顔をつくります。もうこれ以上の笑顔はつくれないというくらい大げさな笑顔をつくるのがポイント！

その笑顔を１回10秒間保ちます。それも１日数回繰り返すといいでしょう。

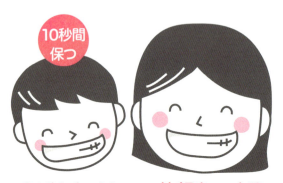

大げさなくらいの笑顔をつくる

あご持ち上げストレッチ

あごの下に両手の親指をあて、垂直方向にグッと力を加えて押し上げます。これは舌の動きをスムーズにするためのストレッチ。舌の訓練を行うと、同時に舌下腺《ぜっかせん》も刺激されるので唾液が出て、虫歯菌を押し流してくれます。毎日数回、子どもといっしょにやりましょう。

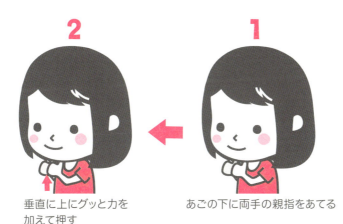

2 垂直に上にグッと力を加えて押す

1 あごの下に両手の親指をあてる

※ポイントは、舌が持ち上がるくらいの力で押すことです。グッとかなり強めに力をかけると、舌が持ち上げられている感覚がわかります。

舌をストレッチ

子どもの舌を直接指で挟んで、前に引き出し、ゆっくり左右に動かしてやります。ただし、お子さんが痛がらないようにやさしくやってあげてください。

そのとき「ももたろうさん」などの唄を歌いながら行うと子どももよろこんでやってくれるでしょう。

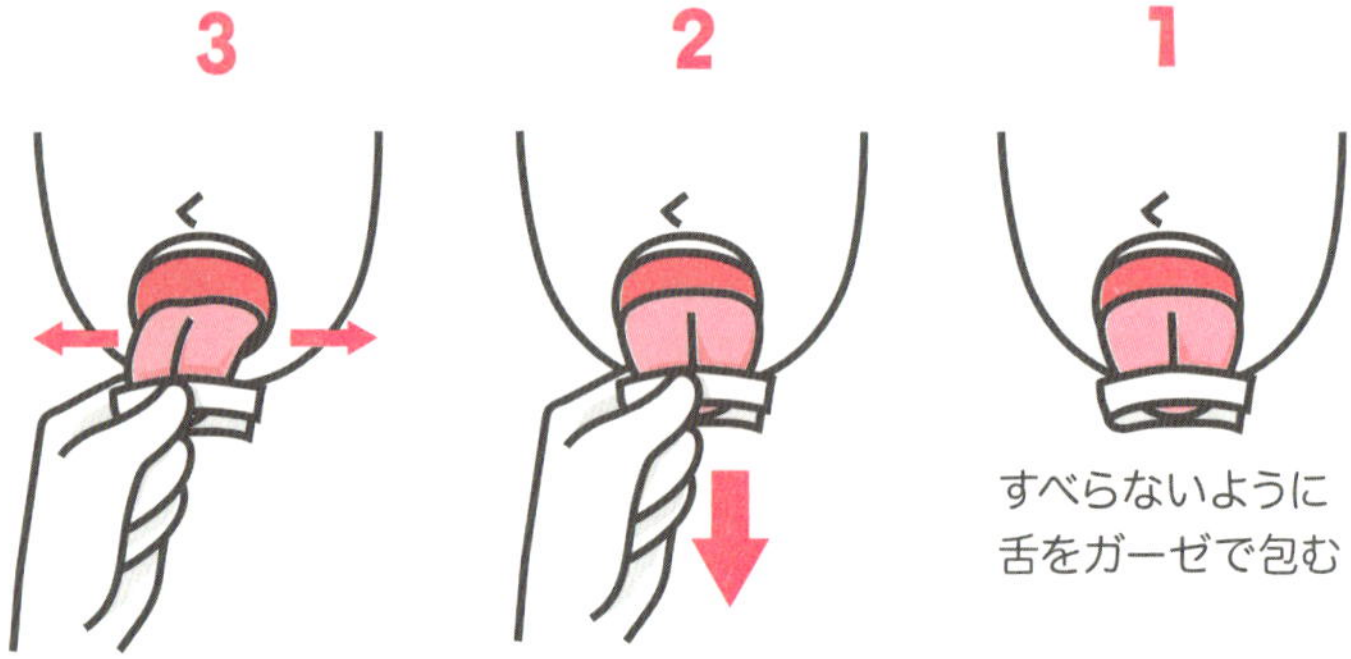

すべらないように
舌をガーゼで包む

手で舌をつかんで
前に引き出す

ゆっくりと
左右に動かす

モール送り

モールでつくった輪っかと、先折れストローを準備。ストローを口にくわえて、手を使わずに、唇やそのまわりの筋肉の力だけでモールをリレーしていきます。ゲーム感覚で口輪筋を鍛えることができます。回数や時間は気にしないで親子で楽しむといいでしょう。

準備するもの

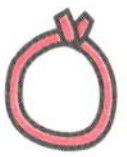

モール
輪っかにしておく

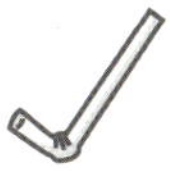

ストロー
先を折っておく

1

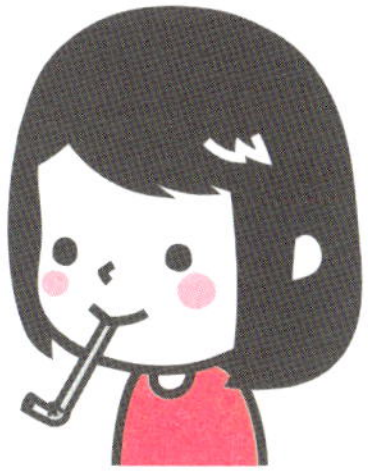

唇だけで、ストローの
折れていないほうをくわえる

2

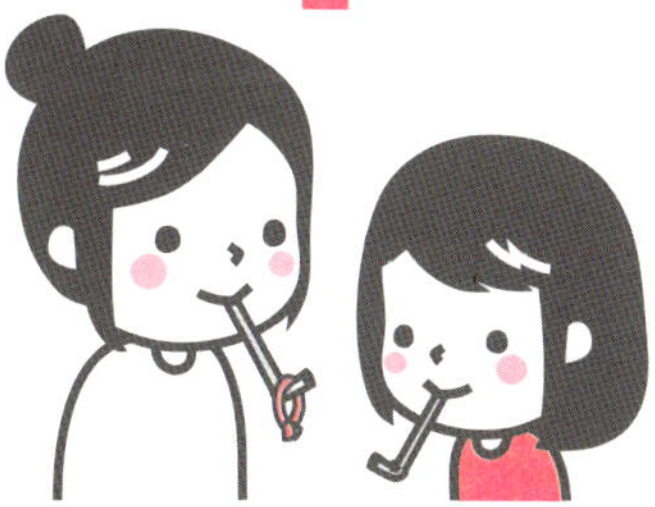

ストローにモールをかけ、
落とさないように、次の人の
ストローへかける

※ストローを歯でかんでしまうと、唇の筋肉の機能訓練になりませんので、歯を使わずにくわえましょう

あいうべ体操

これは福岡市のみらいクリニックの今井一彰院長が考案した体操で、口呼吸を鼻呼吸に改善していくための体操です。

①「あー」と口を大きく開く
②「いー」と口を大きく横に広げる
③「うー」と口唇を強く前に突き出す
④「べー」と舌を突き出して下に伸ばす

このあいうべ体操の①～④を1セットとして、お子さんといっしょに、毎食後に10回ずつ、1日30回を目安に続けると、口輪筋に力がついて、自然に口を閉じることができるようになり、鼻呼吸を身につけるきっかけになります。

舌と唇の筋肉を鍛える

あいうべ体操

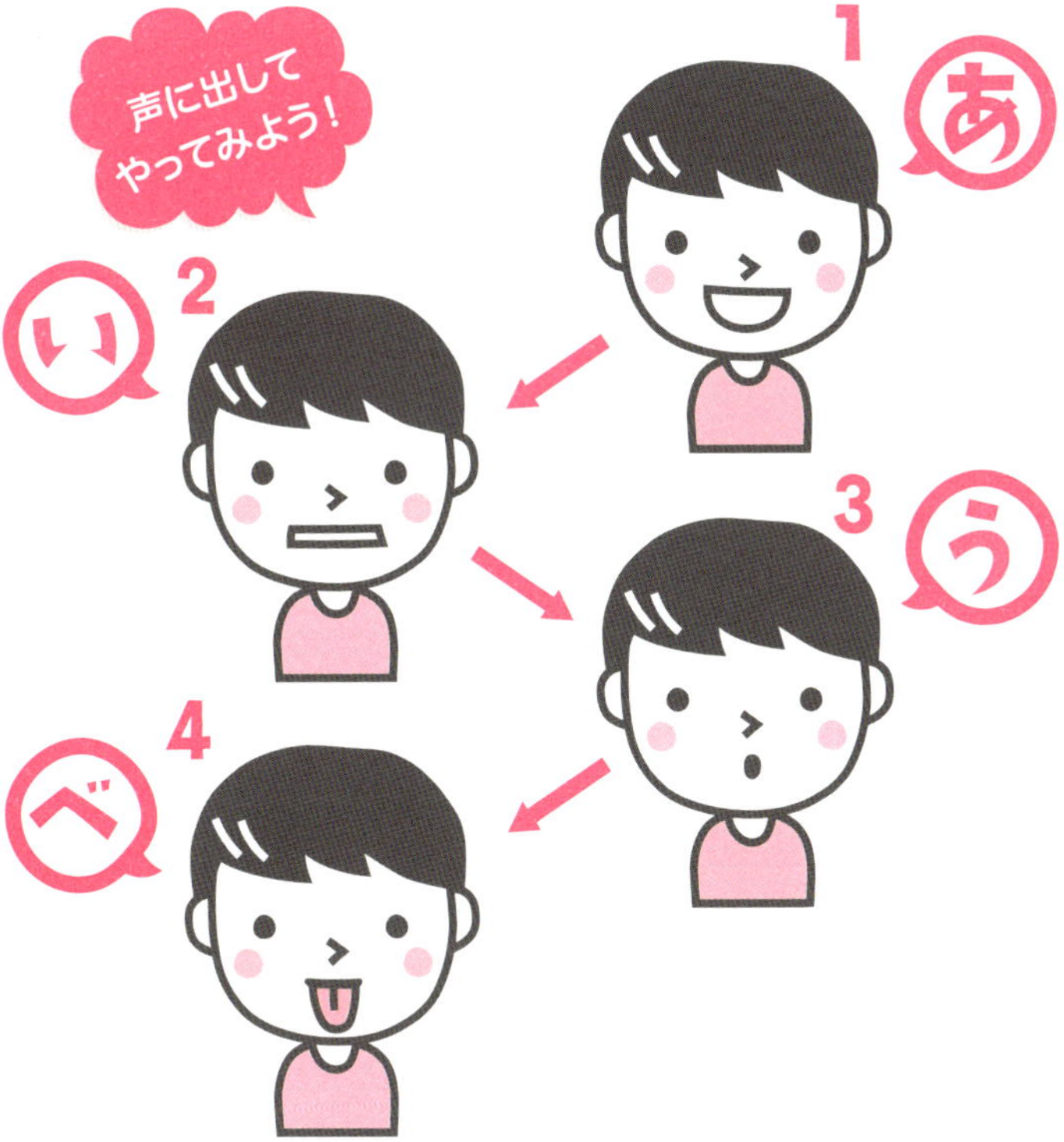

1 まず、「あー」と言いながら、喉の奥が見えるくらい大きく口を開きます。

2 次に、「いー」と言いながら、
前歯が見えるくらい口を思い切り横に広げます。

3 そして「うー」と言いながら、口唇を前に突き出します。

4 さらに「べー」で、舌先をあご先まで伸ばすように舌を出します。

以上をあごの筋肉を大きく動かしながら、ゆっくり10回ずつ1日3回行いましょう。

口腔筋機能療法

また、近年、アメリカ発祥のＭＦＴ（口腔筋機能療法）も注目されています。

①舌の形を変える（ファットタング・スキニータング）

３秒ずつ交代で舌を平らにしたりとがらせたりします。

②舌の先とスティックで押し合う（ティップアンドスティック）

スティックを口の前でもち、舌の先をまっすぐにとがらせて３秒ほど強く押します。

③舌の真ん中とスティックで押し合う（ミッドアンドスティック）

スティックを舌の真ん中におき、舌に力を入れて３秒ほど上に押し上げます。

④唇をなぞる（リップトレーサー）

口を開けて、舌の先でゆっくりと上唇をなぞります。

⑤ガラガラうがい（ガーグルストップ）

上を向き、口を大きく開けて、ガラガラうがいをして止めます。

（スティックは割りばしの割っていないものでＯＫ）

舌の形を変える！
1 ファットタング・スキニータング

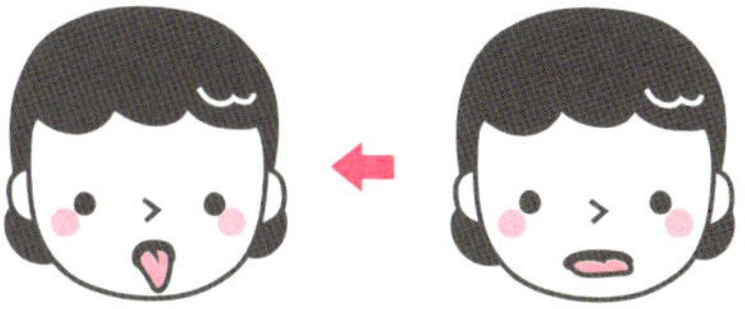

舌を平らにしたり、とがらせたりする。

舌の先とスティックで押し合う！
2 ティップアンドスティック

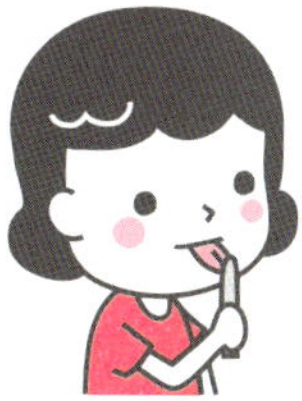

スティックを口の前でもち、舌の先をまっすぐにとがらせ、強く押す。

舌の真ん中とスティックで押し合う！
3 ミッドアンドスティック

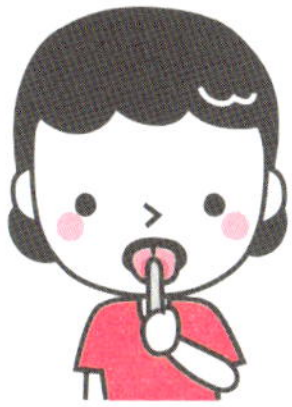

スティックを舌の真ん中におき、舌に力を入れて上に持ち上げる。

唇をなぞる！
4 リップトレーサー

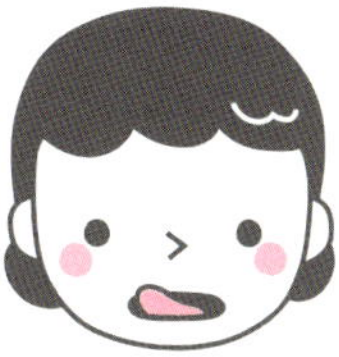

口を開けて、舌の先でゆっくりと上唇をなぞる。

ガラガラうがい！
5 ガーグルストップ

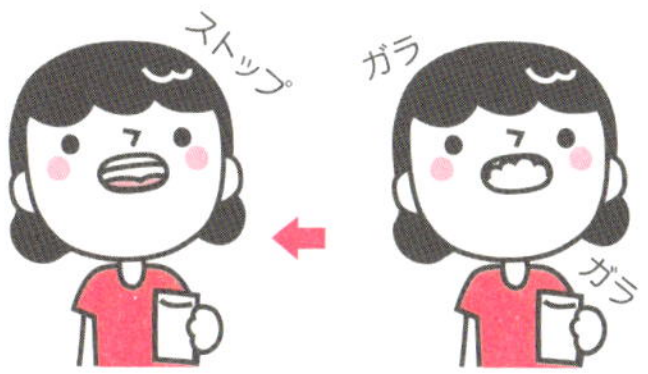

上を向き、口を大きく開けて、ガラガラうがいをして止める。

巻末 Q&A

歯科医が行う歯の矯正について

ここまで、お子さんの歯並びを整え、健康に育てるために〝家庭でできること〟を紹介してきました。それを実践していただければ、いい結果が得られると考えます。

しかし残念なことに、歯科医による矯正治療が必要となる場合があることも事実です。その場合、マウスピース型の「トレーナー」と呼ばれる器具や「ワイヤー」を使った治療を行うことになります。

私が経営しているさくら歯科グループでは、まず矯正無料相談を受けていただき、どんな治療がふさわしいかを保護者の方と十分に相談したうえで決定しますが、その際、まず子どもさんに負担の少ないトレーナーによる治療を検討するのが一般的です。

ここでは、そのトレーナーによる治療について、質問の多い項目

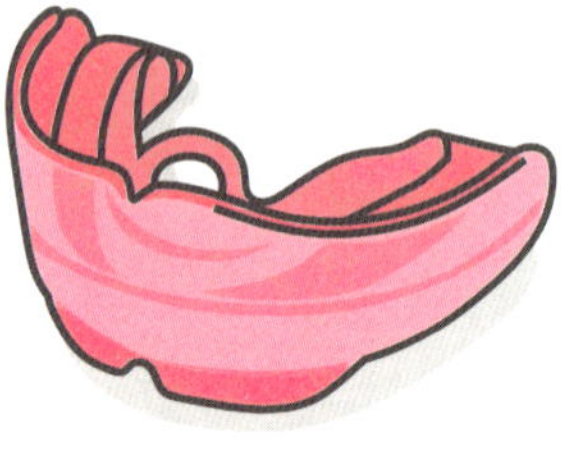

歯の矯正をする
マウスピース型の「トレーナー」

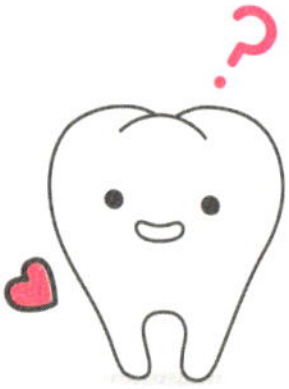

にお答えしたいと思います。

Q 歯並びやかみ合わせが悪いとどのような影響がありますか？

A 見た目を気にする方がほとんどですが、実は機能的な面でさまざまな問題があることは、本書で繰り返し解説してきたとおりです。口が閉じにくいと口呼吸になり、虫歯・歯周病・風邪・アレルギー・姿勢・睡眠・学習能力など、さまざまなことに影響してきます。

また、口呼吸は顔つきにも影響し、目の下のクマ、口角が下がる、口を閉じるとあごにしわが寄る、二重あご、ガミースマイルなどになる原因となりかねません。それだけに、子どものうちに鼻呼吸を確立することでこれらを防ぎ、健康的な顔立ちをめざしていくことが大切です。

Q 矯正治療にかかる期間はどれくらいですか？

A 歯は、およそ17グラムの力を加えられ続けると徐々に動いていきます。トレーナーやワイヤーによる治療はそのために行いますが、できれば子どもさんに負担の少ないトレーナーによる治療で治してあげたいものです。

トレーナーによる治療は、開始から1～2年ほどである程度効果をあげますが、生え変わりの経過を診るため、永久歯列完成まで経過観察する必要があります。

Q 歯の矯正治療は何歳から始めればいいのでしょうか？

A 症例にもよりますが、当院では4歳からスタートすることがあります。なるべく早い受診をお勧めしております。

Q なぜ永久歯が生え変わる前から矯正を始める必要があるのですか？

A 小児矯正の大きな目的は、成長期に行うことで正常なあごの発育を促し、〝歯をきれいに並べるための土台づくり〟をすることにありますが、上あごの成長は小学校高学年までにはほとんど終了してしまいますので、それまでに治療を始める必要があります。

その時期を逃すと、永久歯が生え揃うまで待って成人矯正を行うケースが多くなりますが、成人矯正の場合は、すでに成長しきったあごの大きさに対して歯を動かして並べていくために、抜歯が必要になるようなケースも少なくありません。

それに対して、小児矯正しておけば、あごをある程度まで成長させることができるので、100%ではありませんが、抜歯の可能性を減らすことができます。また、大人になってからだとなかなか悪い癖が抜けず、仮に矯正しても後戻りしやすいですし、長い年月のうちに全身の健康にもさまざまな悪影響を及ぼします。だからこそ、子どものうちから治療しておくことが大切なのです。

Q トレーナーによる効果とはどんなものですか？

A 歯並びが悪くなる原因は遺伝や悪い癖などさまざまですが、特に悪い癖が原因の場合は効果が期待できます。トレーナーには次のような効果があります。

①上下のあごの成長の促進（歯列弓の拡大）
②上の前歯の前突の改善
③歯並びのガタガタの改善
④深いかみ合わせを浅くし正常なかみ合わせにする
⑤口腔周囲筋機能の改善、口腔習癖の除去

Q トレーナーはどのくらいの時間つけますか？

A 就寝時と日中の1時間です。空気穴が開いているので、口でもある程度呼吸ができるようになっていますから、就寝時に窒息する心配はありませんし、鼻呼吸が身につけばはめたままスヤスヤと眠れます。そのためのトレーニング（アクティビティ）を並行しますが、3か月経っても夜間にトレーナーを装着できない場合は、単なる癖ではない可能性もあるので、耳鼻咽喉科の受診をお勧めします。

Q

嘔吐反射があってもトレーナーは使えますか？

A

嘔吐反射は、不安や恐怖が原因であることが多いため、短時間口の中に入れることから始め、徐々に入れる時間を伸ばしていけばほとんどのお子さんに使用できます。

Q

トレーナー矯正に痛みはありますか？

A

慣れるまで粘膜や歯に多少の痛みを感じることもありますが、徐々に慣れていきます。どうしても痛みがあり使用できない場合は調整もできます。

Q

トレーナーを装着するだけでいいのですか？

A

トレーナーを使うと同時に、歯並びを悪くする原因となっている癖を改善していくためのトレーニング（アクティビティ）が大切です。

このアクティビティには、正しい鼻呼吸をする、舌の力を鍛える、正しい飲み込み方を習得する、唇の力を鍛えるなどがあり、なかには道具を使用するものもあります。ひとつひとつ正しくできるようになったら、次の段階へと進みます。

Q

アクティビティはどのくらいの時間やりますか？

A アクティビティの種類にもよりますが、1日平均で5～10分程度です。

Q トレーナーでどのくらいまで歯並びが治りますか？

A 本人の努力と保護者の方の理解と協力によって治療結果に差は出ますが、正しいトレーナーの使用と同時に、アクティビティの実行によって鼻呼吸が確立し、悪い癖が改善されれば、それと同時に歯並びも改善します。最終的に模型のような完全な歯並びをめざす場合は、短期間のワイヤー矯正治療の併用が必要になる場合もあります。

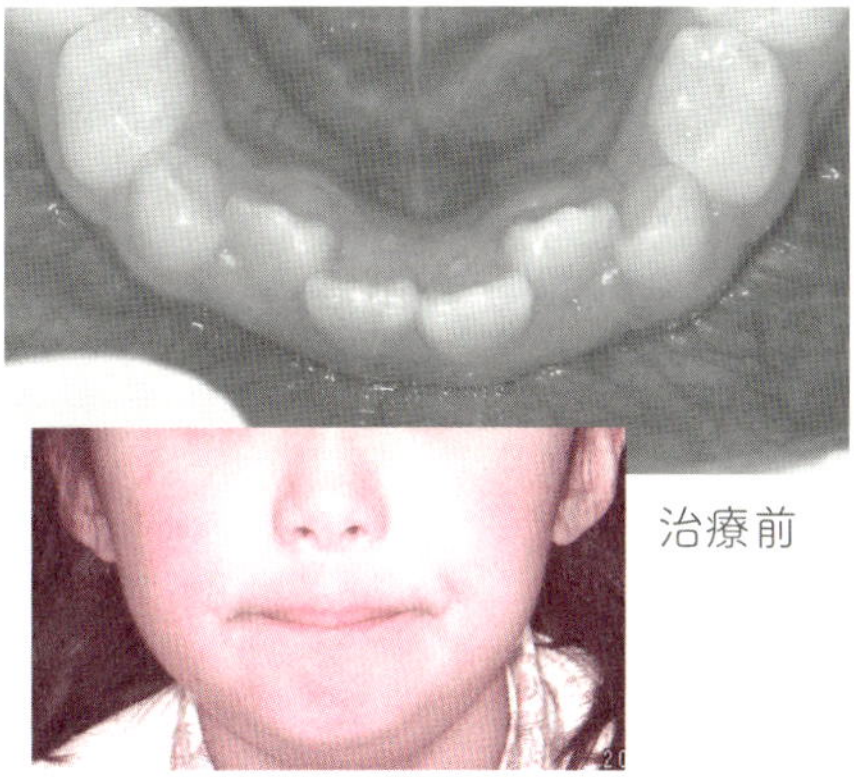
治療前

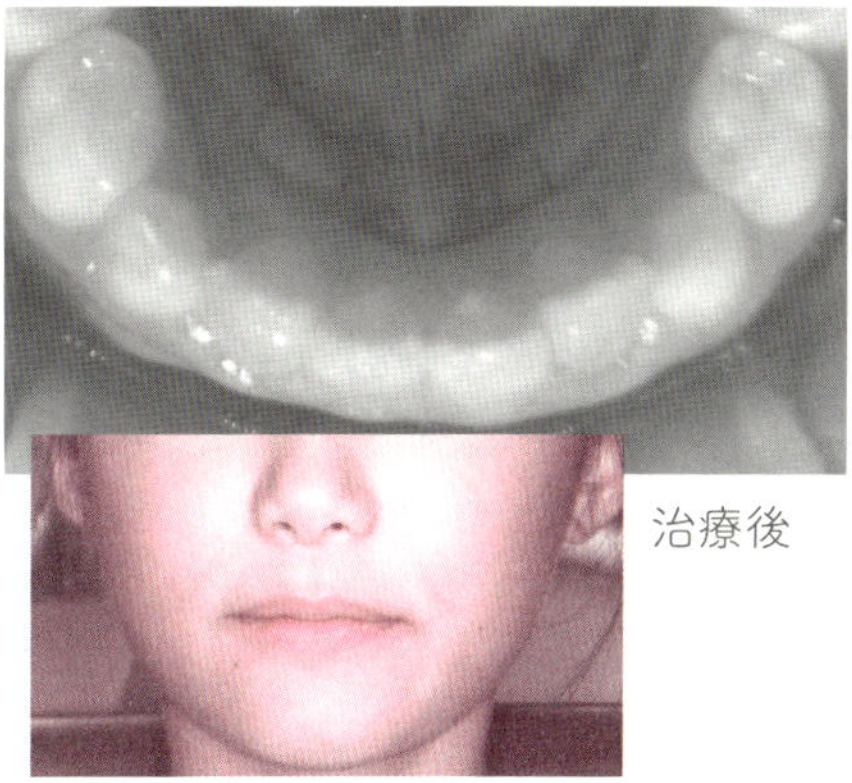
治療後

著者略歴

黒瀬 基尋（くろせ・もとひろ）

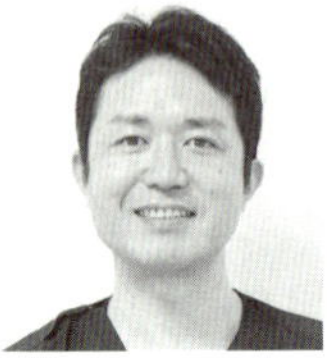

医療法人参方善さくら会 さくら歯科 理事長
1973年、岐阜県岐阜市生まれ。日本大学松戸歯学部卒業。2005年に愛知県春日井市で「さくら歯科」を開業。現在は愛知県・千葉県・タイで9軒の歯科医療法人を経営。
患者さんが治療を受けて本当によかったと言ってもらい、社員が物心ともに豊かになり、社会のためになる企業がコンセプト。受診者数は医院全体で月間1万人以上、15年間で100万人を超える。小児歯科についてブログおよびYouTubeで発信中

▶ https://ameblo.jp/sakurakai-kurose/
▶ YouTube→「黒瀬基尋」で検索

有名歯科医が教える！
わが子を美男＆美女にする歯とあごの育て方

2019年11月20日　初版第1刷発行

著者　黒瀬基尋
企画協力　松尾昭仁（ネクストサービス）
編集協力　河野浩一（ザ・ライトスタッフオフィス）
デザイン　吉村朋子
イラスト　浅野満里奈（参方善さくら会医療グループ）
DTP　安井知弘（ザ・ライトスタッフオフィス）
プロデュース　中野健彦（ブックリンケージ）

発行者　田中幹男
発行所　株式会社 ブックマン社
〒101-0065　千代田区西神田3-3-5
TEL 03-3237-7777　FAX 03-5226-9599
http://www.bookman.co.jp
ISBN978-4-89308-923-6

印刷・製本　プリ・テック株式会社